# 健康对我国农村劳动力非农就业影响的实证研究

魏 宁◎著

光明社科文库 GUANG MING SHE KE WEN KU

光明日报出版社

**图书在版编目（CIP）数据**

健康对我国农村劳动力非农就业影响的实证研究 /
魏宁著 .-- 北京：光明日报出版社，2018.9

ISBN 978 - 7 - 5194 - 4628 - 4

Ⅰ . ①健… Ⅱ . ①魏… Ⅲ . ①农村劳动力—健康—影
响—劳动就业—研究—中国 Ⅳ . ① R161 ② F323.6

中国版本图书馆 CIP 数据核字（2018）第 211857 号

## 健康对我国农村劳动力非农就业影响的实证研究

JIANKANG DUI WOGUO NONGCUN LAODONGLI FEINONG
JIUYE YINGXIANG DE SHIZHENG YANJIU

著　　者：魏　宁

责任编辑：庄　宁　　　　　　　　责任校对：赵鸣鸣
封面设计：中联学林　　　　　　　责任印制：曹　诤

出版发行：光明日报出版社
地　　址：北京市西城区永安路 106 号，100050
电　　话：010-67078251（咨询），63131930( 邮购 )
传　　真：010-67078227，67078255
网　　址：http://book.gmw.cn
E - mail：zhuangning@gmw.cn
法律顾问：北京德恒律师事务所龚柳方律师，电话：010-67019571

印　　刷：三河市华东印刷有限公司
装　　订：三河市华东印刷有限公司
本书如有破损、缺页、装订错误，请与本社联系调换

开　　本：170mm×240mm
字　　数：129 千字　　　　　　　印张：13
版　　次：2019 年 1 月第 1 版　　印次：2019 年 1 月第 1 次印刷
书　　号：ISBN 978 - 7 - 5194 - 4628 - 4

定　　价：68.00 元

# 序 言

改革开放四十年来，工业化、城市化发展过程中大量农村劳动力进入非农就业市场，为我国的经济持续高速增长以及社会结构变革做出了不可替代的巨大的历史性贡献。在二元社会经济影响下，由于户籍制度、经济收入、文化教育、地区差异等方面的因素，使得我国农村劳动力在非农就业选择中往往处于较差的地位，绝大部分农村劳动力仅仅是一个提供体力劳动的劳动者。在这种情况下，健康状况就成为农村劳动力在城市和非农就业中获得劳动就业机会和生存发展的基本条件。拥有良好健康状况的农村劳动力，可以在非农就业市场上获得更好的就业机会并获得一定的非农就业收入。

因此，本文研究的总目标是以我国农村劳动力为研究对象，在借鉴相关理论以及已有研究的基础上，应用微观经济计量方法，全面深入分析健康如何影响农村劳动力非农就业问题。本文的主要内容包括以下几个方面：

1. 提出问题，介绍本文的选题背景和意义、研究架构以及研究的创新与不足之处。对本文采用的中国健康与营养调查数据（CHNS）进行介绍与评价。

2. 我国农村劳动力健康与非农就业现状，首先对我国建国以来农村劳动力非农就业的发展历程进行描述，从中发现健康人力资本在其中的作用。其次，对我国当前农村劳动力非农就业的现状和基本特征进行描述和分析；再次，对我国农村基础投入薄弱现状进行统计描述；最后，对目前农村地区广泛实施的新农村合作医疗保障制度进行分析。

3. 文献综述，首先阐述了人力资本理论以及健康资本理论，然后回顾了卫生经济学中有关于健康的理论。其次对健康的概念及与衡量健康有关的指标进行说明，随后梳理了健康与农村劳动力非农就业问题相关的理论和经验研究成果，并对已有的国内外学者的相关研究进行较为全面的文献综述，从中找出已有研究的不足与遗漏之处，为本文后续理论框架以及实证章节提供理论基础。

4. 理论模型与健康测量，首先，借鉴相关健康人力资本理论和健康函数模型成果构建本文实证部分的理论框架。其次，对 CHNS 数据中的农村劳动力样本的健康状况进行统计描述。最后，构建本文使用的健康指标。

5. 实证分析健康对农村劳动力非农就业参与的影响。结果表明，健康状况显著影响非农就业参与，健康状况越好其非农就业参与越高。

6. 研究健康对农村劳动力非农就业时间的影响。利用模型实证分析健康对于非农就业的退出并不是直接退出，而是减少了非农就业时间。较低健康存量会导致较少的非农就业时间，而在消除了时间因素影响后，健康冲击对于就业时间的影响依然存在，充分反映出了健康因素对非农就业时间影响的动态性的特性。

7. 采用分位数回归法，在考虑异质性影响的基础上，实证估计健康对非农收入的影响。研究结果表明，健康从整体上显著促进了农村劳动力非农收入的增加，但对不同收入层次的农村劳动力，健康的影响具有明显的异质性。

8. 采用倍差法分析健康冲击对农村人口收入影响的持续性效应。研究表明，在农村人口非农收入方面，健康冲击无论是在发生的当期还是延后期均使得其非农收入显著下降，即便是在考虑不同受教育程度的前提下，这种健康冲击的持续性效应依然存在并且显著。在农业收入方面，健康冲击的影响则不显著并且不存在持续性的效应。

9. 结论与政策建议。根据文中的结论，提出促进农村劳动力非农就业和加强人力资本投资的一些政策建议，对于提高农村劳动力健康人力资本，促进农村劳动力实现非农就业，提高农村劳动力的非农就业收入，具有一定的理论价值和现实意义。

# 目　录
## CONTENTS

# 第一章
# 绪 论

## 一、 本书的主题

2016年习总书记在全国卫生与健康大会上曾提出，没有全民健康，就没有全面小康。而改革开放四十年来，伴随着我国的转型与发展，我国农村劳动力的就业结构发生了显著的变化，农村劳动力逐渐从传统农业中摆脱出来。而在城镇地区，特别是沿海地区经济的快速发展、工业化经济的扩张、城镇就业政策的逐步放松，这些都刺激了劳动力的需求与转移，农村劳动力参与非农就业成为我国二元经济转换的一个重要特征。大量农村劳动力从事非农就业的同时，非农收入在农村家庭总收入中的地位也变得越来越重要，农业收入占个人纯收入的比重由1990年的50.2%下降到2010年的29.1%，而非农业收入占农民个人纯收入的比重由1990年的20.2%上升到2010年的40.1%，非农收入所占比例已经超过农业收入比例。根据农业部公布的2017年我国农业农村经济数据，2017年我国农村人口人均可支配收入达到13432元，增速为7.3%，分别高于GDP增速和城镇居民收入增速0.4个和0.8个百分点，城乡收入倍差缩小至2.71∶1。从构成来看，受农民工总量和工资水平双增长影响，工资性收入保持较快增长，达到5498元，比重超过四成，增收贡献率达到44.5%。由此可见我国农村人口的非农就业收入的大幅增加，成为农民收入增长的关键因素。农村劳动力的非农就业参与对增加农民收入、保证我国非农部门长期的低成本劳动力供应，从而促进非农部门经济的快速发展都起到了积极的影响。

　　而在这整个过程中，基于我国特定的国情和改革发展的历程，制度变迁一直是制约农村劳动力的重要因素。随着我国不断发展的市场经济，我国与之相适应的体制制度改革也得到了深入推进，农村劳动力在非农就业过程中的外部制度环境得到了逐步改善，制约农村劳动力非农就业发展的外部制度性因素被渐渐削弱。农村劳动力自身所具备的劳动能力等人力资本因素所发挥的作用逐渐凸显，人力资本因素在非农就业过程中的影响不断提升并且成为影响农村劳动力非农就业参与的重要因素。尤其是健康资本因素发挥着更为重要的作用，这是由于农村劳动力文化程度偏低，缺乏劳动技能，所以大多从事简单体力劳动，工作岗位多数是苦、脏、累的岗位。这些工作往往对农村劳动力的健康状况有更高的要求，甚至和同为人力资本的教育相比，农村劳动力在非农就业过程中健康人力资本发挥着更大的作用，它直接影响着农村劳动力的自身素质的高低，进而影响着其从事非农就业。

1993 年诺贝尔经济学奖得主之一的经济学家 Robert Fogel 教授，在其获奖的专题演说中就曾说，人类过去一个世纪以来，健康状况的改善与寿命的延长促进了劳动生产力的提升与经济的增长；而健康的改善，主要归因于较佳的饮食营养条件，以及消费者更有能力将营养知识转换为有益身体的健康行为。健康作为人力资本的一种重要形式，不仅仅没有疾病或虚弱，而是一种身体、精神和社会福祉的完整状态（WTO，2006）。同时，健康是和教育同等重要的人力资本已得到公认（Mushkin，1962）。大量的研究结果表明，健康是收入增长和经济发展的重要推动力量。

健康与经济发展之间的关系很早就为学术界所关注（Keys，1950），尤其是 Harvey Leibenstein（1957）提出的效率工资理论，在他理论中相对于健康不良的工人，那些消耗更多卡路里的工人将会有着更高的生产率。随后的一些研究也证明了体格矮小和营养不足会限制收入的提高（Davies，1973；Spurr，1977）。但由于健康和劳动生产率之间存在着复杂相互影响的关系，这方面的研究进展缓慢。如果不能把健康和劳动生产率这种相互影响的关系辨识清楚，那么就不能建立健康对于劳动生产率之间的正相关关系。随着研究方法的不断改进，到 20 世纪 80 年代中期之后，有关于健康对劳动供给、劳动生产率、劳动参与具有显著的促进作用的研究得到了很大推进，很多研究（Strauss，1986；Deolalikar，1988；Foster，1994；Schultz T P，

2003）也表明了这一结果，但这一结论仍需要得到更深入和更广泛研究的印证。

基于以上认识，农村劳动力非农就业是缩小我国城乡收入差距、实现我国农业和农村可持续发展的关键措施之一。农村劳动力的转移对于缓解农村就业压力、增加农民收入、促进农村经济发展都发挥了重要作用。健康作为衡量劳动力素质的综合指标，对劳动生产率、劳动收入都有显著影响，对于我国众多的农村劳动力具有现实的经济意义。而目前学术界针对农村劳动力非农劳动参与的研究主要考察诸如教育、职业培训、工作经验等人力资本变量对个体参与非农劳动的影响，健康人力资本作为农村劳动力人力资本积累的一个重要因素却被忽略。为此，本文尝试探讨健康对农村劳动力非农就业参与以及对非农就业时间和收入产生何种影响。

1. 总目标

利用中国健康与营养调查（China Health and Nutrition Survey，CHNS）数据，通过文献查阅、比较分析、计量分析等方法的应用，分析健康对我国农村劳动力非农就业的影响。对进入模型的社会经济因素进行估计分析，并提出改善农村居民健康状况的政策建议。

2. 具体目标

（1）分析健康对农村劳动力非农就业参与的影响

健康状况对农村劳动力的非农就业参与存在影响。健康作为衡量人力资本的重要标准之一，健康与农村劳动力非农就业参与成正相关关系，健康可以使人的体力、脑力以及认知能力更好，能够工作更长的时间。因此，健康状况的好坏直接影响着农村劳动力是否非农就业的决策。同时，由于是否从事非农就业与收入水平正相关，这意味着不参与非农就业对于农村劳动力而言机会成本较高。

（2）分析健康对农村劳动力非农就业时间的影响

健康状况对农村劳动力的非农就业时间存在影响。健康可以改变人们对工作和闲暇的时间偏好，从而影响其劳动时间，如果农村劳动力的健康状况恶化，会影响其在工作中的表现，其自身也会根据健康状况来调整就业时间的长短，甚至有可能最后退出非农就业市场。而健康状况良好的人的就业选择余地较大，更不容易失业或退出劳动力市场。对于农村劳动力而言，健康状况变化并不一定导致其直接退出非农就业市场，可能只是减少其非农就业时间。

（3）分析健康对农村劳动力非农就业收入的影响

健康人力资本对农村劳动力非农就业收入产生影响。良好的健康水平能够有效减弱教育、年龄对农村劳动力外出就业的影响，延长农村劳动力非农就业的时间，增加非农就业收入。健康从整体上可以促进农村劳动力非农收入的增加，但对不同收入层次的农村劳动力，健康的影响具有明显的异质性。健康在不同的分位下对非农收入的影响不同，对高收入、低收入的影响系数存在区别。而在男女劳动力的比较中，农村劳动力受健康因素影响也存在性别差异。

（4）分析健康对非农就业收入影响的持续性效应

健康对农村劳动力非农就业收入的影响可能不仅仅只是短期内的，当遭遇健康冲击时，这种冲击所造成的影响可能会在一定时间都存在。也就是，在农村人口非农收入方面，健康冲击无论是在发生的当期还是延后期均使得其非农收入显著下降，即便是在考虑不同受教育程度的前提下，这种健康冲击的持续性效应可能依然存在。并且同农业收入相比，健康冲击的影响以及持续性效应可能都存在一定的差异。

## 二、数据来源

本文数据基于中国健康与营养调查（CHNS），数据可以通过官方网站 http://www.cpc.unc.edu/projects/china 直接获得。CHNS 是一项由北卡罗来纳大学人口研究中心（The Carolina Population Center at the University of North Carolina at Chapel Hill）、美国国家营养与食物安全研究所（The National Institute of Nutrition and Food Safety）和中国疾病与预防控制中心（The Chinese Center for Disease Control and Prevention）合作开展的跟踪调查，该调查用来检验健康、营养和国家实施的计划生育政策产生的影响，以及我国在社会经济转型过程中如何影响所有人口的健康和营养状况。调查内容涉及住户、营养、健康、成人、儿童、社区等。CHNS 最早一次调查为1989年的调查，截止目前调查总共进行了9次（1989年，1991年，1993年，1997年，2000年，2004年，2006年，2009年，2011年），而已经公开发布可供获取的数据为前7次调查的数据及2009年调查中的大部分数据。整个调查选取了辽宁、贵州、黑龙江、山东、湖南、江苏、湖北、河南和广西等9个省份，样本的选取是根据多层随机抽样的方法：依照高、中、低不同的收入标准进行划分，每个省选择4个市（县），尽量包括省会和较低收入的城市，在每个县市中，村庄和城市里的市区、郊区则是随机选取。调查分析单位包括个人、家庭、社区，目前参与调查的有4400个家庭，19000位个人。

CHNS反映了我国社会和经济转型时期人口的健康及营养的变化，它将医学和社会经济等其他因素相结合，通过这些集合的因素的变化来观察对于营养和健康的变化的作用。从而为相关的政策分析提供依据。已有大量的有关于健康、社会学、人口学和营养政策的研究围绕该数据展开。以本文研究所关注度的健康为例，CHNS收集了大量有关于健康行为、健康度量、健康服务、保健卫生等方面的数据。另外，涉及非农就业方面的内容，CHNS提供了农村居民在是否就业、就业时间、各种劳动收入等方面的数据。这些数据的提供，可以用来检验健康、非农就业、非农收入之间的关系，可以为健康政策的制定者提供非常重要的信息。

整个调查也在不断发生变化，参与调查的家庭有增加和退出，参与调查的家庭成员组建的新的家庭也被纳入调查中。在不同的省份中，有新的社区、县加入调查以替代不再参与调查的旧的社区、县。而且参与调查的省份也有不断变化，1989-1993

年间的调查黑龙江省并不在范围内，到1997年加入调查，同时辽宁省退出。2000年辽宁省又再次继续参与调查，自此以后共有7个省参与整个调查。调查的样本分布变化情况见表1-1。

表 1-1　中国健康与营养调查 (CHNS) 样本分布变化

| 调查年 | 社区（个） | 家庭（户） | 个人（个） | 农村人口比例（%） | 7省 | 辽宁 | 黑龙江 |
|---|---|---|---|---|---|---|---|
| 1989 | 190 | 3795 | 15919 | 69.03 | ＋ | ＋ | － |
| 1991 | 190 | 3616 | 14778 | 69.9 | ＋ | ＋ | － |
| 1993 | 190 | 3441 | 13893 | 71.47 | ＋ | ＋ | － |
| 1997 | 190 | 3875 | 14426 | 68.93 | ＋ | － | ＋ |
| 2000 | 216 | 4403 | 15648 | 69.52 | ＋ | ＋ | ＋ |
| 2004 | 216 | 4387 | 16126 | 69.04 | ＋ | ＋ | ＋ |
| 2006 | 218 | 4467 | 18764 | 71.15 | ＋ | ＋ | ＋ |
| 2009 | 237 | 4517 | 11963 | 71.85 | ＋ | ＋ | ＋ |

资料来源：CHNS 数据，7个省分别指的是：山东、江苏、湖北、河南、广西、湖南、贵州；"+"表示参与，"一"表示没有参与。

　　按照调查对象的不同可以将数据分为三大类：社区调查数据、家庭调查数据和个人调查数据。在本文主要使用的个人调查数据中，包括了人口学背景材料（所有成人）、工作情况、家庭和儿童照料、各种饮料的消费（烟、茶、水、咖啡、酒类和软饮料）、目前身体功能、卫生服务使用、健康状况、膳食和活动知识、体能测量等信息。18岁以上的成人和18岁以下的少年儿童分别接受不同的调查问卷，成人中55岁以上的老人和52岁以下的有婚龄妇女有更多针对性的问题。包含的变量可以归纳为：与户主关系、性别、年龄、出生日期、民族、身高、体重、血压、病史、吸烟史、受教育年限（水平）、户口、是否干部、行业、职业、第二职业、工作单位的性质及人数、就业状况、工作时间（非常细致）工资、总收入、参加农业生产的情况。其中，有关于健康方面的数据包括了各种体侧信息（包括成人的血压、健康的门诊测量、体重、身高、手臂周长、头周长、腰臀比例等），而有关于农村劳动力非农就业情况的数据，则可以从工作情况的相关问题中获得，包括工作情况、主要职业和工资、第二职业和工资、其他收入等。

家庭调查部分收集了人口学背景资料、工作情况、主要职业与工资、第二职业与工资、具体工作情况、家务与儿童照料、烟酒茶方面的消费、目前身体机能、卫生服务的使用、健康状况等详细的数据。针对农村家庭收入，数据包含了就业工资性收入和从事家庭农业生产获得的总收入，还包含非货币性的政府补贴等。家庭层次上的变量包括：农业生产、农作物价值、家庭总收入、家庭人口数、家庭支出、家庭收入、居住情况、交通工具、家庭消费、家庭财产、医疗费用、家庭成员生病、食物消费等。

社区调查收集了基础设施、社区服务及社区机构等数据，具体包括社区背景、人口统计学、收视调查、学校教育机构、商场、自由市场、快餐厅、娱乐休闲机构、医疗保险、医疗卫生机构、还从食品和特定生活用品价格问卷等收集了用于计算消费者价格指数（CPI）的系列商品（药品、香烟、酒类、食物）等方面的价格信息。社区层次变量包括：村人数、村户数、是否实行医疗保险、医院情况、消费结构、学校情况、计划生育情况、食品价格等。

考虑到有关健康变量数据的可获得性，2009年调查并未公布有关于身高等方面的测量数据，以及CHNS调查过程辽宁省与黑龙江省的参与变动情况，本文采用的数据主要为2004年至2011年的调查数据。

## 三、本书结构安排

本文共分为八章，具体内容框架如下：

第一章绪论，开篇提出问题，介绍本文的选题背景和意义、研究的创新之处及研究架构。

第二章健康对劳动力市场表现的文献回顾，首先对相关的理论进行回顾。其次对健康的概念及与衡量健康有关的指标进行说明，随后梳理了健康与农村劳动力非农就业问题相关的理论和经验研究成果，从健康对劳动参与的影响和健康对劳动收入的影响两个方面进行，对国内外学者的相关研究进行较为全面的综述，从中了解已有研究的进展情况与不足，为本文的研究奠定理论基础。

第三章我国农村劳动力健康与非农就业现状。首先对我国建国以来农村劳动力非农就业的发展历程进行描述，从中发现在这个过程中制度变迁和人力资本因素在不同时期推动非农就业的不同作用，尤其是健康人力资本在其中的作用。其次，对我国当前农村劳动力非农就业的现状和基本特征进行描述和分析。再次，对我国农村基础投入薄弱现状进行统计描述，农村医疗卫生缺乏，造成我国农村劳动力人力资源的健康资本积累过低。最后，对目前农村地区广泛实施的新农村合作医疗保障制度进行分析。

第四章理论模型与健康测量。首先对理论框架进行构建，进而提出后续实证章节部分的理论模型。其次对 CHNS 数据中的农村劳动力样本的健康状况进行统计描述，然后对以健康自评为主要健康指标的各个健康之间的相互关系进行统计分析。最后，提出本文实证部分使用的健康指标的构建方法。

第五章健康对农村劳动力非农就业的影响。采用 Probit 模型，实证检验健康对农村劳动力非农就业参与的影响，并使用 Logit 模型对这一问题进行同时估计，以检验实证结果的稳定性。并对性别组和年龄分组进行分别探讨，研究健康状况对不同组别的的影响。

第六章健康对农村劳动力的非农就业时间的影响。基于健康状况变化并不一定导致其直接退出非农就业市场，可能只是减少其非农就业时间的假设。研究健康、健康冲击对农村劳动力非农就业时间的影响。利用 Tobit 模型实证分析健康、健康冲击对于非农就业的退出并不是直接退出，而是减少了非农就业时间。较低健康存量会导致较少的非农就业时间，而在消除了时间因素影响后，健康冲击对于就业时间的影响依然存在，探讨健康因素对非农就业时间影响的动态性的特性。并对不同性别和不同年龄组进行分组探讨，研究健康状况对不同组别的的影响。

第七章健康对农村劳动力非农就业收入的影响。使用分位数回归模型（QR），在控制了教育、年龄、工作经验以及就业地区之后，以期更加精确地描述健康对于农村劳动力非农就业收入的变化范围以及条件分布形状的影响。并对性别组和年龄分组进行分别探讨，研究健康状况对不同组别的的影响。

第八章健康对非农就业收入影响的持续性效应。利用2006年–2011年面板数据，以2009年遭遇健康冲击的农村人口为实验组，未遭遇健康冲击的为控制组，采用倍差法（Difference-in-Difference，DID）分析健康冲击对农村人口收入影响的持续性效应。在农村人口非农收入方面，健康冲击无论是在发生的当期还是延后期均使得其非农收入显著下降，即便是在考虑不同受教育程度的前提下，这种健康冲击的持续性效应依然存在并且显著。在农业收入方面，健康冲击的影响则不显著并且不存在持续性的效应。

第九章结论和政策建议。总结全文的主要结论，并提出相应的政策建议。

# 第二章

# 健康对劳动力市场表现的文献回顾

## 一、理论研究回顾

### （一）人力资本理论

人力资本理论虽然是 Schultz 提出的系统性的理论，但早在古典政治经济学中就能看到其产生的影响，如"经济学之父"亚当·斯密提出，人的技能与知识必须靠后天的环境与教育才能获得，虽然必须投入相当的时间与费用，然而这些学习所耗费的成本可视为对个人固定而真实的投资，因为这些知识和技能一旦被个体所拥有就会长久的存在。这种观点即包含了最初的人力资本的概念。在此之后，Alfred Marshall 也主张经济生产的要素除了土地、劳动与资本之外，还应该要再加上教育的因素。他认为强化生产时所需要的普通能力（劳动者对于工作的一般性敏锐度与知识能力）与专门能力（能够强化劳动者对某一类职业特殊的熟练知识和技术）的方式就是教育，因此 Alfred Marshall 认为国家对教育的投资是改善劳动生产率最有效的投资，隐含了人力资本积累的重要性。

人力资本理论的概念一直到 Schultz、Becker 和 Mincer 等人才建立起一整套完整的人力资本经济理论，Schultz 认为"人力"是一种可以投资的资本，劳动者的能力的提升可通过以下方式：①健康与卫生状况（增进个人健康及改善居住环境的卫生等措施，可以直接使得劳动者的生产力提高、寿命延长并进而增加工作时间、提升工作效率，是人力资本的一项基本且重要的投资。）；②职业培训（广义的职业培训，包括了所有能增进劳动者就业所需的技术水平，大致可分为：职业培训、职业转换培训、就业前培训等等，这是最为重要且直接的投资方式，能与所需要的技术水平密切结合，并配合时效及机动性。）；③正规教育（即学校教育，包括初等教育、中等教育和高等教育，有时也分为一般教育或职业教育，无论是哪一种教育都会对受教育者产生相应的影响。）；④成人教育与推广教育（广义的成人学习，包括各种推广教育、报纸杂志、电视新闻、广播等大众传播工具为媒介的方法，以期通过这些媒介提高人民的知识，增强适应力，最终达到提高劳动力素质的目的。）；⑤个人及家庭的迁移，以适应工作机会的改变（指劳动力转移或移民。劳动力转移的方式往往是由于劳动力转向生产力较高的地方或职业变动的迁移性活动，如此也有助于生产力的提高）。通过上述方式可以提升人力资本，有助于增加劳动者的边际报酬、生产力以及总收入，其中最重要为正规教育。

　　Becker 利用新古典经济学的分析框架，并将之应用于人力资本的投资收益分析上。Becker 指出，所谓人力资本，就是人们利用教育与职业培训来为自己做投资，以增加自己的能力并积累更多的财富。对于人力资本概念的内涵，Becker 认为人力资本不仅意味着学习知识、掌握技术的能力，而且还包含着能够健康参与工作的时间和未来预期的寿命。Becker 认为人力资本不会因为工作者工作变化或是随着时间而趋于减弱，类似的还有亚当·斯密的观点：人力资本因为具有无形、无法出售的特性而不同于实质资本。人力资本投资即指通过对于人力资本的增加，进而提高其未来物质收入与生产能力的活动，并且这种概念已经为学术界所普遍接受。Becker 有关于正规学校教育的认识也是独到的，学校教育可以视作为人力资本投资的一种形式，他认为和在企业进行的与工作有关的职业教育相比较，学校的教育并没有明显的差别，学校作为专门从事教育生产的机构，学生学习可以视作一种特殊培训，在某些方面下可以视为一种特殊企业。Becker 对于保健的看法是，保健投资与在职培训有同样的影响，身心健康在世界各地日益已经成为决定收入的重要因素。

　　Mincer 则是发展出一套后续实证中较为常见的工资函数模型，使得人力资本与工资的关系更为明确。他认为劳动市场中工资的差异，是由于工作者生产力的不同，在假设每个人能力相同的前提下，生产力的高低是由人力资本存量的多少所决定的，人力资本较高的工作者一般而言其生产力也较高，从而可以获得较高的工资收入。综合上述人力资本的基础理论可知，教育是人力资本积累的重要因素，而通过与生产力的结合，人力资本的积累能增加生产力，工资与总收入也会随之增加。

一般认为教育的目的在于培养个人成为有才能、负责任的公民，教育应该是文化的传授而不是经济生产，若把教育当作一种创造资本的手段，会贬低人性的尊严。事实上从人力资本的观点看，教育除了具有文化的价值外，还具有提升生产力、增加收入的作用。

因为教育可以提升人民的生产力，因此人力资本在经济发展中所占据的地位越来越重要。因为在传统的经济学理论中，所谓的"资本"往往是指实物资本，因而所谓"投资"也就仅仅指实物资本的积累过程；至于人类所获得的技能和所积累的知识和经验，并不被认可。当然，对于人类为了获得这些技能和知识所付出的代价，也不被认为是投资，不过这并不表示经济学家忽视了劳动的重要性。事实上，经济学一向将劳动视为与土地、资本同样重要的生产要素之一，只是传统经济学中所谓的劳动仅具有原始赋予的能力，即未经教化的没有技术的劳动力。因此不同劳动之间存在很小的差异，也就是说在传统经济学的假设当中，劳动是同质性的。所以在后来的劳动经济学理论中，人力资本被视为个人在教育、培训中的投资，其效果在于个人生产力、收入的提升，而接受教育或培训以后的人，将会增加其生产力，而其生产力增加会反映在一系列的服务的价值上，这种服务价值，是可以在市场上进行出售的。

## （二）健康资本理论

随着人力资本理论的逐渐得到关注，人力资本对于经济发展和劳动力状况作用的重要性也逐渐得到重视。人力资本表现于个人身上，是人的能力和素质，即人的健康、知识、技能、经验及熟练程度等。以人的素质固定为前提假设，所有从事工作的人的总和以及其相应的在劳动力市场上的工作时间的总和就构成了人力资本。基于人力资本投资的角度，人力资本是人力投资而最终所形成的资本。依据现有的人力资本理论，各种要素的增加都会提高个人的生产率，也就是说可以改善个人获取货币收入以及生产非货币产品的能力。但在这其中，只有健康存量决定着个人在所有市场活动和非市场活动上所能花费的全部时间。

1962年 Mushkin 提交论文《把健康作为一项投资》，在论文中他正式将健康作为人力资本构成部分提出。他认为健康与教育这两个构成要素组成了人力资本，通过投资教育与医疗保健支出，劳动者的能力将得到改善和提高，甚至能通过医疗保健支出增加劳动力的数量，进而使得要素附加值增加，形成产出不断增加的结果。健康人力资本是促进由健康投资而来，健康投资的基本功能是预防各种疾病、维持人类生理健康，它与教育支出一样，在人力资本的形成中占有重要的地位。从内容上看，健康投资包括直接用于医药、医疗仪器、设备与设施、医务人员报酬、医疗科技的开发与信息调查等方面的费用；以及间接的用于公共卫生、急慢性传染病的预防、疫苗注射、卫生检查以及相关宣传的费用。健康投资的经济收益是表现在通过劳动者生产效率的提高和工作时间的延长，直接推动经济的增长；以及通过人类预期寿命的延长，使得人们增加教育方面的人力资本投资，从而提高劳动者的生产技能，间接推动产出的增长。

60年代早期，Becker有关于人力投资的探讨研究对健康资本理论产生重大影响。随后，他在1993年将厂商生产函数应用于家庭的消费活动研究中。他将从市场上直接购买物品（Marker goods）与消费品（Consumption commodities）进行了区分，这两种不同的概念在模型中得到分别的表述。在此前提假设下完成了家庭生产函数的构建，个人结合自己的时间，再加上从市场上购买到的各种商品，就可以生产出具有效用的各种消费品。那么消费者所购买的医疗服务是为了健康，而并不是医疗服务本身，购买医疗服务的需求是消费者对健康需求的引申需求（Derived demand）。因此，医疗服务是消费者用于生产健康的投入要素。

依据 Becker 的这一模型函数，由于收入（收入预算公式）和时间是（时间限制公式）有限的，个人在结合自己的时间和商品进行生产时就必须考虑到效用最大化（效用函数）的目标，上述预算公式可以表示为：效用函数 $U=U(H, Z)$，其中，U 为所得到的效用的总量；H 为健康状况；Z 为可以是获得效用的其他消费品的消耗。

　　健康资本是人力资本存量的组成部分，在 Becker 等人的这一研究基础之上，美国纽约市立大学教授 Michael Grossman 最早构架了基于健康资本自身的需求模型。Grossman 将健康视为可以提高人的满意程度的耐用消费品，并将家庭生产函数应用于健康的效用模型分析之中。从20世纪70年代至今的四十多年间，他的研究已经成为较为完善的健康需求理论，极大地推进了人力资本理论在健康研究方面的应用。

　　健康资本作为耐用消费品和其他资本一样存在折旧的问题，其增加消费者效用的原因在于能够生产健康时间。Grossman 认为消费者可以通过健康生产的方式来弥补健康资本的消耗，健康生产要素包括生活方式、医疗保健服务、环境等。此外，特定环境变量（Environment variables）也会对健康生产函数产生影响，如教育程度就是其中的一个重要因素。这些生活方式、医疗保健服务特定的环境等等综合变量，会影响个人健康的生产过程的效率。消费者需要健康的原因主要有两个：从消费的角度看，健康本身就是一种消费品（Consumption commodity），当这种消费使得个人获得满足时，这种消费就会产生效应，如果不能得到满足，那么就意味着身体状况的下降会产生负向的效用。从投资的角度看，健康可以被看作是一种投资品（Investment commodity），健康状况的好坏会决定个人有多少时间可供使用，并且如何分配到各种市场的或是非市场的活动中。

　　在这种情况下，Grossman 认为卫生保健需求是一种派生出的需求，并且确定了消费者行为的人力资本模型。他指出健康资本和其他的人力资本之间存在着巨大的差别，健康资本也就是一个人的健康状况的好坏可以决定他的总的生产劳动的时间，而教育程度指会影响到他在劳动市场中的生产能力。结合 Grossman 健康生产函数（health production function）的概念：个人在市场上购买医疗服务、消费品等，并结合自己的时间从而生产出健康。具体的健康的生产函数可以表达为：

$$H = f\,(M,\ \ LS,\ \ E,\ \ S\,)$$

式中，H = 健康，M= 医疗服务，LS = 生活方式，E = 教育，S = 环境。

在 Grossman 的模型中，广义的健康包括寿命和身体状况良好的既定时间，它是个人生产出来的同时又是个人消费的需求。健康作为效用的来源决定了个人收入和健康水平。健康成为消费者需求存在两个原因：首先，在效用函数中直接包含了作为消费品的健康；其次，作为投资品健康决定了个人从事各种劳动的总的时间。

Grossman 的模型和 Becker 模型的主要差别在于：Grossman 模型是考虑多期效用的动态模型，而 Becker 模型只考虑了一期，属于静态模型的概念。Becker 模型没有考虑健康投资是可以给个人带来健康时间方面的增加，仅仅考虑了健康对于个人的效应的作用。也正是 Becker 模型与 Grossman 的纯粹投资模型（Pure investment mode1）不同之处，因此 Becker 模型的分析构架是纯消费模型（Pure consumption mode1）。

Grossman 在1999年发表了题目为《健康需求的人类资本模型》的文章，在文章中他回顾了自1972年以后所有相关研究的内容，在他之后人力资本模型得到进一步的发展，其中主要是条件的增加和相关假设的改变，大致归为三类扩展：

（1）投资模型和消费模型的同时考虑

Murrinen（1982）的一般化模型，在模型之中他设定了严密的假设，假定健康的时间和其他各种商品至今不存在完全替代的可能性，其相互之间的边际替代率为连续的。这一模型由于同时考虑了健康需求的投资动机，即分析个人投资健康的投资效用，以及健康需求的消费动机，并将年龄、受教育程度、家庭财产情况的变化都纳入比较分析之中，因此更具有一般的普遍意义。

（2）不确定影响的加入

Grossman 的早期研究中，对于不确定性考虑的不够全面。随后，大量的学者将不确定引入了 Grossman 的纯粹投资模型。这些研究包括：Cropper（1977），Dardanoni and Wagstaff（1987），Selden（1993），Chang（1996）。

（3）保险影响与不确定性的加入

在 Grossman 基本投资模型的基础之上，Newhouse 将共保率纳入这一基本模型之中，Rand 则是将健康保险引入这一模型，他的实验研究小组估算了对医疗保险的作用。在引入了不确定性后，这些模型的共同结论是：与确定情况下的模型相比，不确定性的引入改变了人们对于健康的需求以及医疗的需求。此外，在1974年Grossman和Joyce又做了进一步的扩展，他们的研究发现是妻子时间的调整会对丈夫的健康产生影响，从而从家庭内部时间分配角度来探讨健康的投入。2000年Grossman在他的研究中指出了未来可能的研究进展方向，尤其是在不确定性方面的研究，更多要从健康资本折旧率的角度来开展。

人力资本理论上发展而来是Grossman健康需求的最大特色。根据人力资本理论，如果增加一个人的知识存量或者人力资本存量，经济部门市场中的生产力将得到提升。对于家庭或者是个人而言这是一种投资，投资包括个人的消费以及分配时间的机会成本，早期个体愿意接受更多的教育和职培训，就是为了能够在将来能够有更好的生产力方面的表现。

健康生产函数和需求理论的经济含义和政策意义体现在：首先，从宏观方面，健康状况的改善会对"人力资本"产生影响，进而影响到整个经济的发展。靠单一生产要素（例如资本）投入的增加所获得产出的增加相对较小，但技术进步（可称为知识提升效果）所获得的产出增加则相对较多。由于技术进步具有规模报酬递增的特点，那么它对于经济发展的重要作用在于，穷国与富国之间的发展差距会逐渐变大。在内生成长理论之下，健康资本作为人力资本的重要组成部分，其对经济发展的影响将会更加的明显。增加健康投资，就可以逐渐缩小各国之间、正向之间在经济发展上的差距。其次，从微观方面，从健康生产函数的概念看，消费者购买的并不是医疗服务本身，其最终目的是为了获取健康。尽管健康的投入包括产品、服务和时间等。但医疗服务投入一直被看作是最重要的健康投资指标，从这种意义上，对医疗服务的需求则来源于对健康的追求。

## （三）卫生经济学相关理论

### 1. 健康的生产

在卫生经济学中，健康的生产就是指将健康生产的投入转换为健康结果的过程，具体表现为健康存量的增加。健康同时由内部和外部因素决定，内部因素是指健康状况取决于分配多少时间和市场产品以一种有效的方式来维持和改善健康，也就是说，健康取决于如何保养，包括花多少时间和用多少具体的物质产品（如食物、医药等）。而外部的因素则是个人无法控制的，如意外的伤害和疾病等。在这里，对于健康生产投入的需求是因为生产健康的结果而派生出的需求，就像一般生产过程对于生产要素的派生需求一样。健康取决于个人如何将时间和物质产品用于健康的生产的分配，健康生产函数可以表达为：

$$H=G（M；D）$$

其中，H 为健康的产出，M 为健康生产的投入（如食物、医疗等）。D 为转换参数，其变换会改变 M 与 H 之间的关系，例如生病等会体现在 D 的变化上。一般情况下，M 的增加会导致 H 的增加，但随着 M 的增加，H 的增加速度会变慢，甚至变为负数。在这里，M 可以被理解为各种药物或者医疗措施的总和，包含的药物或医疗措施是多种多样的，并且是现有的知识和预算约束下的最有效组合。此外，虽然很多医疗程序并不能改变人们的最终健康水平，但可以加快健康水平的恢复。医疗对于健康的生产的作用，可以需要用医疗的平均生产率和医疗的边际生产率来衡量。医疗的平均生产率指在一定时期内健康水平和健康投入之间的比。医疗的平均生产率是指每增加一个单位的医疗投入所产出的健康水平的增加。从国际上数据的分析显示，人均收入、人均教育水平、医疗设施的使用和健康水平，这四个变量总是平行运动的。较高的收入水平可以提高人们的生活状况，包括良好的营养、卫生医疗条件等，从而提高人们的健康状况。较高的收入还可以增加人们的医疗卫生的消费，可以更经常的进行体检和获取更高质量的医疗保健。高收入还使得人们得到更好的教育，从而进一步获取更高的收入。较好的教育本身也可以直接提高人们的健康水平，如可以有更为健康的生活习惯、更多的体育锻炼、更多的医疗卫生保健知识和更好地利用医疗卫生设施等。而身体健康又可以促进人们在学校接受更好的教育，在工作中有更高的工作效率，这些又将有助于人们获取更高的收入。

健康投入也不是唯一的改变健康状况的因素，健康生产过程还受到其他因素的决定，如个人的生活方式、生活环境等。其中，一个人的生活方式对于一个人的健康有着重要影响，在效用函数中 $U=U(X, H)$，X 为 H 以外的其他所有产品，X

可以有许多不同的特征。抽烟、饮酒、吸毒等不良的生活方式对健康有着显著的负面影响，饮食习惯、运动等生活方式也对人们的健康有重要影响。

同时，健康投入与健康状况之间的关系并不是明显直接的，有时很难分清医疗措施究竟如何作用于人们的健康。总之，健康由相应的投入生产，健康生产出效用。

2. 健康的消费

从卫生经济学的角度，健康可以给人们增加效用水平，能够给人带来幸福。正如同经济学中，产品是指能够增加人们效用水平的东西，健康从这个意义上讲，健康也是一种产品。这种产品从数量上表现为人在某个时间点上的健康状况，或者是健康存量，并且可以用某种健康测度来衡量。人从生下来就有一个给定的健康状况，或者说是健康存量。一个健康的婴儿要比一个生下来有生理缺陷的婴儿有更高的健康存量。而且婴儿的最初的健康存量对其一生的健康有着重要的影响。在人生的任何一个时点上，健康状况的改善对于其以后的健康都会产生影响。如果通过采用某种医疗措施使得人们的健康得以改善或者说是健康存量得以增加，那么在以后相当长的一段时间内都会给其带来收益。从这个理解上看，健康可以被认为是一种耐用消费品，就如同生活中的任何一样产品一样。其健康的效用函数可以表达为：

$$U=U\ (X,H)$$

其中，H代表健康存量，X为所有其他的产品。在这里，健康可以理解为一定健康存量所提供的健康服务流量，就如同住房所带给人们的效用是由其提供的服务的流量来决定。健康作为一种产品存量越多越好，越多的存量能够提供更多的效用。

同时，健康又和其他耐用消费品一样，健康也会随着时间而发生损耗，也就是人的衰老的过程。当健康存量下降到一定程度时，人的身体就会逐渐地失去某些机能，直至最后的死亡。在卫生经济学中，健康存在折旧。随着时代的发展，政府和个人的努力都使得健康的状况得以改善，包括公共卫生环境的改善、各种预防疾病的疫苗的接种、个人生活质量的提高、卫生保健知识的普及等。这些都使得人们的预期寿命大大延长，健康质量不断提高，人们的健康折损率也在大大的下降。在人的健康存量的整个消耗过程中，从人的出生开始人的健康存量开始逐渐地增加，然后开始减少，也就是开始衰老的过程，并且这个过程是一种健康存量的"加速折旧"的过程。期间会有几次大的疾病或是意外的受伤，在这个过程中，健康生产的投入会对健康存量起着重要的作用。

## （四）劳动力转移理论

我国对农村劳动力非农就业的研究，多关注于农村剩余劳动力向城市的流动，都是以人口转移理论与二元化的社会结构作为出发点。与之相关的大部分理论都偏重于探讨转移的原因，也有少部分探讨流动现象本身，而解释转移结果的理论则较少。

## 1. 推拉理论

唐纳德、伯格等人，在20世纪50年代末提出的"推动—拉力"理论着眼于转移原因的研究。简单地说，推拉理论认为转移发生的原因是由于原所在地的推力或排斥力（Push force）和转移地的拉力或吸引力（Pull force）交互作用而成。转移者之所以要离开原住地，可能因为原住地的排斥力所致，排斥力的种类很多，而且因人而异，不同的人对不同的排斥力有不一样的感受。有了排斥力后也要有吸引力才能决定转移者转移的地点，对吸引力的感受也是因人而异，有些人对于某个地方的就业机会所吸引；有些则受公共设施或是其后的吸引而转移。在许多种类的转移当中，有些人的转移完全是因为推力的作用，另外一些人则完全是因为迁入的吸引力的影响，也有人是同时受到推力与拉力的影响而转移。

推拉理论包含着两个假设，第一个假设认为人的转移行为是经过理性的选择，第二假设认为转移者对原住地及目的地的信息有某种程度的理解。由于对客观环境的认识，假设主观的感受与判断，最后才决定是否转移。推拉理论虽然对转移的原因能提出相当大的说服力，尤其是对原住地及目的地社会经济情况的了解有助于解释人口转移的现象。但是，其中存在的不足在于，对转移过程中有关问题却不能从中得到合适的答案。推拉理论的概念可以追溯自 E.G.Ravenstein 的转移法则（The Laws of Migration），后来经过其他学者的不断补充与修正，直到 Everett S.Lee 形成了较为系统的转移理论。

推拉理论所阐述的是19世纪工业革命中，西方国家出现商业中心提供的就业机会所形成的压力，同时农业机械化的发展，使得农村劳动力过剩，这就使得大量农村劳动力离开土地，流入城市劳动力市场去谋求生活所形成的推力。这一学说自20世纪50年代在国际学术界一直十分流行。尽管它的理论形态并不深刻，但是用来解释人口转移的动因却比较贴切。

### 2. 人口转移的经济模式

人口转移就是探讨人口在空间分布上的变化规律，进而对经济发展有何影响。历史上的人口转移模式中，最负盛名的就是刘易斯模式、费—拉尼斯模式以及托达罗模式。

（1）刘易斯（W.Authur Lewis）的两部分结构发展模式

经济发展中有关人口转移最著名的是刘易斯于1954年所发表的一篇名为《劳动力无限供给的经济发展》（Economic Development with Unlimited Supplies of Labor）的论文，他认为发展中国家一般有较为庞大的传统农业部门，并吸引了大量的就业人口。过多的就业人口使得农业部门劳动生产率极为低下或机会为零，在有些情况下甚至为负。他将传统农业中的这部分边际劳动生产力为零或负的劳动力称为农业剩余劳动力。而发展过程中，劳动力可以无限供给时，可以由工业部门的扩展来吸引剩余劳动力。因此刘易斯将劳动力转移的重点放在剩余劳动力上。

以刘易斯为代表的二元结构理论的基本观点是：发展中国家实际存在着在农村以传统生产方式为主的农业和在城市以制

造业为主的现代化部门，在两个同时并存的经济结构中，现代经济部门可以在现有工资水平基础上不断地从传统经济部门吸纳剩余劳动力，而且现代部门的扩展会不断地得到农业剩余劳动力的无限供给，从而使现代部门不断扩大再生产，经济发展中所迫切需要的积累也随之迎刃而解。

传统农业所使用的有限土地是非再生性的，耕地面积的扩展有限，生产技术简单而变化缓慢，而人口却持续增加，结果会使经济收益呈现递减的趋势。这是因为自给自足的农业经济是非商品化、非营利性的经济，新增加的人口都是所在社区人口，只要达到劳动年龄就会自然就业，进入生产和分配过程，并不计算他们劳动成果在实际中的边际效益如何，全部依照所谓的"共同体"原则（Communality Principle）参与劳动产品分配。相对于土地等资源的过剩的农村劳动力，处于不充分就业或是隐形失业状态。在其他生产要素不增加的条件下，他们虽然参与劳动，但是并不增加产值，并且在收益递减规律作用下他们的产值和边际生产率接近于零，甚至为负增长。因此，这部分剩余劳动力被称为"零值劳动力人口"，大量"零值劳动力人口"的存在是发展中国家经济长期处于低水平的根本原因。

现代工业经济部门使用的是可再生性的生产资源，因而生产规模的扩大和生产速度的提高可以超过人口的增长，加上日新月异的科学技术在现代工业部门中的应用，使得就业人口的边际效益递增以及人均收入的增加。

传统的农业和现代工业这两个不同部门在经济结构上的差

异和收入上的差异，导致工农业两个经济部门之间的劳动力转移，从而引起农村剩余劳动力向城市的转移。

刘易斯认为，发展中国家只有通过现代化工业大生产吸收农村中存在的隐形失业的剩余劳动力，使收益递减转变为收益递增，国民经济发展由停滞转变为稳定增长，才能摆脱贫困走上富裕的道路。

刘易斯论证了人口在城乡间转移的实现过程以及这一过程对经济发展的重要作用。他做的假设和结论在不同地区不同程度的存在，但理论仍有一些不足。在他之后，费景汉（John C. H. Fei）和拉尼斯（Gustav Ranis）继承并发展了这一理论。

（2）费—拉尼斯模式（Fei—Ranis Model）

费景汉（John C. H. Fei）和拉尼斯（Gustav Ranis）的基本观点与刘易斯相同，都认为人口从农村想城市的转移，是一种促进经济发展的过程，可以减少城乡差异，平衡城乡劳动力供需，增加生产量。但是费景汉和拉尼斯指出，刘易斯的二元经济模型有两个缺点：一是没有足够重视农业在促进工业增长中的作用；二是忽视了农业由于生产率提高而出现剩余产品是劳动力持续流入工业生产部门的先决条件，因而提出经济发展过程的三阶段论：

第一个阶段，假定在这一阶段中，经济中存在着隐形失业，即相当一部分劳动者的边际生产率接近于零，因而劳动是无限供给的。当隐形失业的农村劳动力向工业部门转移时，农业的总产量是不变的，这样就会产生农业产量剩余，正好可以满足转入工业生产部门的劳动力对粮食的需求。因而，农业部门的人均收入没有改变，工业部门的工资也就保持不变，当此一部分剩余劳动力转移完成之后，经济发展就进入第二个阶段。

在第二个阶段中，工业部门所吸收的农村劳动力，有一些是边际劳动生产力低于农业部门平均产量的劳动力。由于此部分劳动力的边际生产力为正值，当他们转移出去以后，农业产量就会下降，而剩下的农村劳动力仍和以前同样消费。所以，提供给工业部门的农产品就不足以按平均水平来供养工业部门的劳动者。

第三阶段是当剩余劳动力被完全吸收之后，经济已进入商业化进城并开始资本主义化。所有的生产资源都稀缺时，工人、工资和农业劳动者的收入都取决于其边际生产力。

在这三个发展过程中，关键的问题在于如何把农业部门的隐藏性失业全部转移到工业中。在第一阶段，因为有农业生产剩余，劳动力转移不曾受到阻碍。而在第二阶段，随着劳动力的转移，农业中的总产出减少，粮食短缺，工资上涨，工业贸易条件下降，也就阻碍了劳动力的转移，有可能使工业部门的扩展在全部剩余劳动力被吸收完成之间就停止。所以，必须在工业部门扩张的同时，推动农业生产率的提高，使农业发展与工业发展同步进行，这样才能在劳动力转移的同时，不减少农业生产的剩余产品，从而保持工资水平不变，经济发展才能顺利地从第二阶段过渡到第三阶段。

费—拉尼斯模式，基本上和刘易斯的观点相同，只是对刘易斯的模型做了进一步的修正，一般通称为刘易斯—费—拉尼斯模式（Lewis—Fei—Ranis Model）模型。

（3）托达洛的人口转移模型

1960年代末、1970年代初，美国经济学家托达洛发表了《人口流动、失业和发展部门分析》，建立了他的人口转移模型。与刘易斯相反，托达洛不承认农业边际生产率为零的可能性，属于新古典模式。

由于刘易斯于费景汉—托尼斯刘易斯—费—拉尼斯模式（Lewis—Fei—Ranis Model）模型中，均假设农村的农业部门完全被农业活动所支配，城市部门则集中于工业中，那么整个经济发展过程的特点无疑就是通过农村到城市人口的转移，把农业部门的劳动力转移至工业部门劳动力的再支配。这其中隐含了一个假设，就是城市部门不存在失业，任何一个愿意转移到城市工作的劳动者，都可以在城市现代化的工业部门中找到工作。因此，转移者不必担心因为失业而遭受到损失。然而，大多数的第三世界国家在发展过程中，城市失业率已经不断上升，而庞大的农业人口仍然不断流向城市。托达洛认为，一个农业劳动者是否决定进入城市，一方面决定于城乡工作的实际收入差异，另一方面则考虑到城市的就业率，此两者结合成为城市工资的期望值。由于城市亦存在失业，不是每一个转移的劳动力都能在城市中找到工作，只要城市工资的期望值大于农村收入，由农村向城市的转移就会进行下去。只有当劳动者的转移压低了城市工资，或者增加了城市失业率，这种转移才会停止。例如，在农村的年收入为1000元，而城市收入为2000元，进城后一年内找到工作的概率如果是60%，则预期收入为1200元，超过农村的收入，因而转移至城市。但如果这种概率仅为20%，则预期收入仅为400元，小于在农村中收入，则就不会转移至城市。

因此托达洛认为，劳动力转移的增长速度超过城市就业就会增长速度不但是可能的，而且是合理的。

托达洛还认为，依靠劳动力扩张不能解决发展中国家的失业问题。由于资本构成的提高，工业的增长将大于对劳动力需求的增加量，但由于城乡收入差距的扩大，引起大量农村劳动力流入城市，城市创造的岗位越多，失业问题反而越严重。解决城市失业问题，不能单纯依靠工业扩张，必须反过来重视农业经济的发展，增加对农村的投入，在农村扩大就业机会；同时应适当控制城乡收入的差距，以便控制人口转移流动，维护社会的稳定。1980年托达洛的观点更加旗帜鲜明，在一篇文章中他写道，第三世界的移民，即是城市劳动力普遍过剩、城乡经济不均衡，以及城市失业问题日益严重化的原因。

学术界对于托达洛模式的存在争议，有些学者认为这种理论模式符合发展中国家农村人口流向城市的实际，有些学者则认为，发展中国家的农民在进入城市之前头脑中并没有计算托达洛提出的预期收入和就业机会概率等，他们对于城市的信息并不完全了解，他们的转移行为往往是非理性的。

## 二、健康和健康的度量

### （一）健康的定义

从一般的认识看，大家认为健康就是无病的，也就是指生理上没有疾病就是健康。但在研究领域，对健康的定义存在着不同的观点，随着经济的发展，人们对健康的认识也在不断地发生变化。在生物医学模式的影响下，健康被认为是没有疾病或没有生理机能失调。但这一定义仅仅是说明了健康的基本属性，割裂了身体、心理、社会三方面间的关系。1958年世界卫生组织提出，健康是"身体精神良好以及具有社会幸福感"（转引白库利斯和威斯特，1983）。到现在联合国世界卫生组织提出"健康不仅是躯体没有疾病，还要具备心理健康、社会适应良好和有道德"。1978年，世界卫生组织给健康下了正式定义，那就是："精力充沛，能从容不迫地应付日常生活和工作"。同时，对健康与否制定了十项标准。

无论健康的定义和标准如何，健康的这三个方面的完美状态，保障了人们可以进行正常的个人生活，不论是学习还是工作或者是休闲。但"生理上、精神上、社会上的完全安逸状态"是一个不易掌握的标准，无论从哪个角度来看，健康都是个模糊概念。本文是以健康对农村劳动力非农就业的影响为研究内容，也就是健康对农村劳动力非农就业的参与、非农就业时间和非农就业收入之间的关系。因此本文研究的健康是与农村劳动力有很强相关关系的，而不是仅仅局限于对健康的定义，这是本文选取健康测度的基准。

### （二）健康的度量

在研究者们不断关注健康与劳动力关系的同时，如何对健康进行度量成为研究的重点。同教育相比较，教育可以通过受教育的年限来作为衡量指标，但对于健康却难以形成这样的公认的度量指标，并且缺乏直接可用的测度标准，这主要是由于健康在根本上的多维度（John Ware，Allyson Davies-Avery，Robert Brook，1980）。而且，健康的不同纬度都有可能对一个劳动力的产出和供给产生影响，并且这些影响在人生的不同阶段都不尽相同。而在测量误差方面，教育的测量误差是随机误差造成的（Griliches，1977），许多健康指标的测量误差的产生则是直接和测量的目的相关，例如健康的需求、与工资收入、劳动供给相关或是其他的社会经济特性，这也就造成了一个健康度量误差的程度和性质会随着不同的测量而不同（Anita Stewart，Ware，1992）。

实证研究中使用的健康指标归纳起来大体分为以下八类（Currie and Madrian，1999）：（1）健康自评（Self-Reported or Rated Health，以下简称SRH）；（2）工作能力受限（Whether there are health limitations on ability to work）；（3）日常生活功能性受限（ADLs）；（4）疾病种类，慢性病或是急性病（The presence of chronic and acute conditions）；（5）医疗护理的使

用（utilization of medical care）；（6）精神健康的诊断（clinical assessments of such things as mental health or alcoholism）；（7）人体指标测量，营养状况，如身高、体重或 BMI；（8）死亡率、预期寿命等。

1. 健康自评

（1）一般健康状况（General Health Status, 以下简称 GHS）

在各种健康指标下，最早使用的是主观的健康自我评价，即自评健康状况（SRH）。SRH 不是实际测量的健康指标（如身高、体重、BMI、生活能力受限制、患病情况等），而是接受调查者对于自身健康状况的自我综合评价，是其在和周围的人做过自我比较之后得出的自我健康状况的评判。在各种健康自评方法中，一般健康状况（GHS），又是使用最为广泛的指标。GHS 一般分为良好、好、一般、较差和差五个等级，被访问者从中选取一个对自身健康进行自评。但 Myers（1982，1983）的文章则认为健康自评中不存在有用的信息，Bound（1991）、Newhouse et al.（1993）也详细阐述了自评健康指标可能导致的问题。综合分析，GHS 这种健康自评方法存在着以下一些缺点：首先，受访问者只能在这四个或五个评价中选择对自身健康的评价，这就不可能对个人健康的复杂性和多样性做出正确的评价；其次，对于健康的评价，同样的回答其表达的含义也许并不相同。例如，在选择"良好"时，因为受访者并不明确具体的良好的标准，也很少有调查会提供这样一个明确的可供参考的关于良好的定义，因此我们很难清楚地知道受访者的健康状态到底处于何种水平。另外，个人的自我健康评价还容易受到个人价值观、社会背景、信仰以及和社会经济（其中包括工资和收入）特点有关的其他信息的影响。如研究表明65-74岁的老年人会低估自己的健康水平，而75岁以上的老年人则会过高的估计自己的健康水平，又或者会出现某些人为了躲避劳动而在自评时做出错误的选择（Ferrao，1980）。但这种方法也具有一些不可替代的优势。首先，最大优点就是调查成本低，因为除非小规模的或是是针对特殊目标的调研，不像采用全面的临床医学的手段进行社会经济的调查往往价格高昂；其次是数据资料获得简单、易行，受访者容易对该问题做出回答；再次这种方法还具有一定的综合性，通过自评受访者可以对自己的健康状况进行综合评价，这种综合评价与客观临床医学测量的健康状况之间往往有较高的相关性（Ferrao，1980）。

　　与GHS一样，自我报告的发病率、疾病和"正常"活动的方法也被在基于抽样调查进行的研究中使用。这类指标主要包括：一定时期内，受访者被问及是否患病或是具体疾病的症状（如发烧、腹泻、呼吸道问题等）以及因病不能工作的天数。这种方法主要用于健康与劳动参与率、健康与收入、健康与劳动生产率之间的关系的研究中。因为这种方法提供相对客观的就业时间的变量，它对于收入损失的研究较为有效。但和GHS相同，这类自我评价的方法缺乏一定的客观性，如果受访者是一种疾病但症状的表象不同，则这种自我评价就很难被理解。而那些贫穷的受访者往往会由于没有能力利用医疗器械的辅助从而高估了自己的健康状况（Schultz and Tansel，1997）。其次，一个人自我报告的发病率或者疾病状况与健康服务的价格、收入、个人情况相关，例如，在加纳和科特迪瓦，成人报告的在过去四周内的疾病倾向和他的教育成正相关关系（Schultz and Aysit Tansel，1997）并与家庭支出也成正相关关系（Mead Over et al，1992）。此外，当一个人声称遭遇疾病从而获得与健康有关的好处时，受访者的发病率的结果还可能受价格因素干扰（Donald Parsons，1982；John Bound，1991）。在这方面从事研究的还有 Schultz T P 和 Tansel（1997）、张车伟（2003）等。

（2）日常具体生活处理能力（Specific Activities of Daily Living，以下简称 ADLs）。

日常具体生活能力或 ADLs 也是研究者们常用的健康度量。从参与日常活动的角度对受访者进行测量，具体的如：能否行走指定的距离、举或提特定的重量、四肢的正常弯曲、正常的日常活动（爬楼梯、上厕所、吃饭、洗澡）等，以此来反映受访者在生活或工作中是否受健康问题影响，比如 Bradley et al（2002）研究发现乳腺癌使妇女就业机会减少。ADLs 同自我报告的发病率、疾病和"正常"活动的方法相比更加客观、全面且不容易产生测量误差（Strauss et al，1993；Michael Schoenbaum，1995；Dow et al，1997）。而 ADLs 这种方法的缺点也很明显，它只能用来关注与身体活动有紧密关系的问题，如：呼吸问题、关节问题、背部问题等（Stewart et al，1978）。这些问题往往在年轻的成年人身上很少出现，更多的是发生在病人或老年人群体中，这使 ADLs 的应用受到了很大的限制，目前这一健康指标更多地用于针对老年人的研究中。Mete 和 Schultz（2002）的在针对台湾的实证研究中发现身体状况好的老年人更多的会选择就业，在这个研究使用的就是 ADLs 和自评健康这两项指标。

2. 以营养为基础的指标

营养的摄入在效率工资模型中发挥着重要的作用，因此在相关的实证文献中营养状况的问题就比较突出。但由于与劳动产出的是与净能量的摄入有关，而能量的支出是无法衡量的，因此大量的研究都是围绕营养的摄入量进行的。但关于能量的消耗并没有一种简单的被公认的好的方法，几乎不同的方法都有着自己的长处和缺点。

（1）卡路里摄入量

卡路里摄入量，卡路里摄入的计算方法是将食品的数量（购买和消费自己生产的营养的摄入量）转换成标准的食品成分表。这种方法的优势在于它易于计算家庭消费和农业生产的调查数据，生物医学证据也表明，卡路里能量的摄取与最大呼氧量有着很大的联系（Spurr,1983.1988），说明营养与生产力之间存在着联系。Strauss（1986）以卡路里作为营养摄入的代理变量，研究了卡路里摄入与农业劳动生产率之间的关系。但是，每天卡路里摄入量的测量往往存在较大误差，这是因为要对一个人进行全天的测量存在一定的困难性（John Strauss；Duncan Thomas，1998）。首先，要假设所有的食物没有被浪费，而是全部转换为了营养。这就可能造成低收入家庭相对于富裕家庭浪费较少，从而营养的摄入会随着收入增加而发生偏离；其次，也很难衡量受访者在外就餐时的卡路里摄入量。例如，低收入的工人在工作时的用餐，如果摄入的卡路里比在家摄入的更多，那就会造成度量随着受访者收入的不同而产生误差。在很多的研究中则基于可用性的考虑对数据进行估计，造成相当一部分的不符合实际的或高或低的消耗水平。例如：Srinivasan（1992）研究表明在1976年印度全国抽样调查中，超过5%的农村居民人均卡路里消耗低于1500卡路里，而几乎20%的人每天平均消耗超过4000卡路里。另外一种较为常用的是24小时回忆法，这种是对受访者在过去24小时内的营养摄入进行访问，从而计算出营养摄入量，从而避免了营养摄入（如在外就餐）计算的遗漏。

（2）身体测量

身体测量可以被看作是营养的产出，主要的身体测量包括：身高（height）、体重（weight）和体质指数（body mass index，BMI）。同成年人的身体测量指标不同，身体测量在一定程度上反映了儿童的营养状况，并且被视为一个较长期的营养状况指标（John Waterlow et al，1997；Frank Falkner and James Tanner，1986；and Waterlow，1988）。尽管也有一些文献研究认为儿童时期的营养到底在多大程度上能影响一个人的身高，但是，身高确实能够影响劳动产出，这是由于身高可以反映出一个人在童年时期的人力资本的投入。身高是由儿童时期决定的，而体重则随时间波动加大，从而反映出了一个人的营养摄入情况。但是，一个个子很低的人可能会很轻，但一个高大强壮的人也有可能并不超重，因此一个合理的衡量健康的指标必须同时考虑身高和体重。BMI 将身高和体重同时进行考虑，其计算为体重（单位：千克）与身高（单位：米）的比值，BMI 的测量一般也不会受到测量误差的影响。但是，并不是表示 BMI 值越大就表明越健康，BMI 有其具体的健康值范围。以美国为例，BMI 平均值在 25 左右，极低（低于 18）或是极高（高于 30）都被视为和高死亡率存在一定关系（Hans Waaler，1984；Fogel，1994）。1993 年世界卫生组织提出了第一套世卫组织儿童生长标准（即年龄别身长 / 身高、年龄别体重、身长别体重、身高别体重以及年龄别体重指数）并陈述了制定这些标准时遵循的方法程序。其中，年龄别身高是世界卫生组织推荐使用使用的衡量儿童发育状况的指标，可以用来作为表示儿童长期健康状况。年龄别身高的具体公式为：

$$HAZ_l = \frac{h_{ij} - \overline{h_j}}{\sigma_j}$$

其中，$h_{ij}$ 表示具体接受检查的儿童的身高，$\overline{h_j}$ 表示按照年龄、性别测量得出的标准的身高均值，$\sigma_j$ 表示世界卫生组织规定的同年龄儿童的身高的标准差。通过公式计算可以得出被检查儿童的身高与标准值相比偏离几个标准差，如果年龄别身高计算值为负数，则表明该儿童的健康状况低于标准的健康状况。例如，如果该计算结果为 –1，就表明低于标准儿童一个标准差，说明这名儿童健康发育迟缓，随着负值不断不断下降，则表明儿童发育情况越差。

## 三、国外研究现状

### （一）健康对劳动参与的影响

人力资本就其实体形态来说，是活的人体所拥有的体力、健康、经验、知识和技能等的总称（李京文，2000）。其最显著的标志是它属于人的一部分（奥多 .w 舒尔茨）。它存在于人体内，且与其承载体不可分离。因此人的体能、精力及健康状况的改善、生命周期的长短都可以直接影响到人力资本的形成及效能的发挥。良好的健康可以减少因疾病而减少工作日，并且使工作时的劳动生产率提高。健康对劳动参与率影响相关研究较多，研究的基本结论是：健康对劳动参与成正相关关系，健康状况越好劳动参与率也就越高。

Luft（1975）利用 Survey of Economic Opportunity 数据对美国1967年18-64岁成年个体进行了研究。研究采用 OLS 进行估计，自变量包括：年龄、年龄的平方、6岁以下儿童数量、家庭中其他成员数量及收入、其他收入来源、是否为家庭收入的主要来源、受教育的情况、居住地、婚姻现状等。研究发现，健康对收入的各个组成部分均产生影响，显示出健康的效果。

Parsons（1977.1980、1982）使用美国全国老年男性跟踪调查（NLS），同时采用三种健康指标来衡量健康状况，对劳动参与和工作受限进行 Probit 模型估计。研究表明，死亡率指数对劳动参与的影响为 -0.994，进一步发现死亡指数对劳动参与的边际影响是：1971-1993年为 -0.789，1973-1975年为 -0.342，1975-1976年为 -0.188。

Berger、Fleisher（1984）使用1970年美国老年男性跟踪调查数据，采用 Probit 模型对劳动参与进行估计。实证结果表明，家庭成员的健康问题会对家庭中其他成员劳动参与产生影响，当妻子健康状况的下降时，丈夫劳动参与会出现降。而当丈夫的健康状况下降时，情况则相反，妻子的劳动参与会出现增加。Kerwin（1999）则使用 Health and Retirement Survey（H.R.S.）数据对该问题也进行了分析，并得出了相近的结论。

Burtless（1987）使用退休历史追踪调查数据，采用 Ordered Probit 模型进行实证分析，健康变量选择工作是否受限，通过使用多年的横截面数据，研究发现工作受限减少了近20% 的全日制工作机会，不过该研究仅仅对男性的参与进行了分析，并没有包含女性劳动力样本。

Costa（1994）使用1985-1991年美国国家健康调查的数据，同样选择使用 Probit 模型，样本选择范围为50-64岁的男性白人。健康指标选择为 BMI，实证结果发现 BMI 对非劳动参与者的边际影响为 -0.208。

Riphahn（1999）使用德国社会经济资料，以德国福利国家为对象，研究健康对年龄较大的工人的就业及经济状况的影响。结果表明在健康状态的影响下，会造成工人退出劳动力市场的可能性增加两倍，并使失业风险增加一倍。健康状况还对财产方面造成影响，但从平均水平看影响不是很大，尤其对财富拥有量高的影响则更小。

Pelkowskietal（2004）以 HRS 资料库进行分析，探讨在生命周期内，健康对就业、工资收入及工作时间长短的影响。其中健康问题可以区分为短暂性及永久性疾病。永久性的健康问题会对劳动力市场产生负面影响，并且降低平均每小时工作收入，其中女性的减少幅度要大于男性。女性在工作收入降低幅度较大，男性则在工作时间上减少较多。暂时性的健康问题对工作及工作时间影响则较小。

Haan、Myck (2009) 利用德国12年间的德国社会经济面板数据（German Socio-Economic Panel），通过动态模型研究了年龄在30-59岁间德国人健康不良与事业之间的关系，分析发现，个人前一期的健康不良会对当期的劳动参与有关键性的影响。

Pilar、Jones 、Nigel (2010) 利用1991-2002年英国家庭调查数据（The British Household Panel Survey），样本选择方面男性为16-64岁女性为16-59岁，通过心理和生理两方面的健康指标（身体受限指标衡量），分析了的健康状况对男性和女性在选择就业参与和退出决策方面的影响。最终分析表明，健康状况对转换工作存在巨大影响，并且这种影响对男性的作用比女性更大。

从现有的研究结果看，正如 Grossman（1972）在分析中提出的，从个人的角度看，健康状况可以从三个路径来影响其劳动就业。一是作为人力资本的重要组成部分，健康状况直接决定着其是否能参与劳动。好的健康状况就可以有更好的劳动就业表现，也就意味着可以在劳动力市场获得更高的报酬，如果推出就业市场就会带来很高的就业成本。二是健康影响着人们对于工作或是闲暇时间直接替换的偏好，从而影响劳动时间。健康恶化会导致劳动能力降低，从而退出就业市场。三是健康状况好就意味着可以在就业市场中有更多的选择，更加容易获得就业参与，从而影响其是否退出就业市场的最终决策，也更加不容易退出就业市场。

但同其他所有的经济分析一样，从国外研究现状看，健康与劳动力市场表现的研究更多地集中在发达的工业化国家，对于发展中国家健康和就业以及收入之间关系的研究还相对较少。而且，这些针对发达国家的研究，也大多围绕工资（收入）函数来展开其各自的相关研究。

## （二）健康对劳动收入的影响

健康对于劳动收入的影响，体现在劳动者受健康状况影响丧失劳动机会，从而影响劳动收入。而健康的影响还会体现在家庭中，家庭成员中出现健康问题，则会导致其他家庭成员因为看护而损失劳动时间，以及相应医疗费用给家庭带来的经济损失。关于健康对劳动收入的研究文献，对于发达国家，已有大量的实证研究表明良好的健康会增加个人的劳动收入。

Andibert（1986）关于喀麦隆的研究，Strauss、Thomas(1998)

关于对塞拉利昂农民的研究，则表明了健康对农业生产力的显著影响，他们的研究都发现健康对于农业收入也有着显著的影响。同样的 Dercon、Krishnan(2000) 对埃塞俄比亚的研究发现营养的摄入对女性劳动力的农业劳动的参与率存在显著的正相关关系。在相关的这类研究中，身高、疾病、身体指数、卡路里等都被作为健康的度量或是工具变量。

Schultz T P 和 Tansel（1997）对西非发展中国家进行了研究，以自我报告的因病不能工作天数作为衡量健康的变量，利用上世纪80年代后期的调查数据（Living Standards Measurement Surveys）对科特迪瓦和加纳的健康不良对15–65岁男性劳动个体工资和劳动供给（时间）的影响。在 OLS 的基础上以当地食品价格和医疗服务为工具变量，研究结果显示，在加入工具变量的情况下，因病不能工作日数对收入的影响显著，在科特迪瓦减少了33%的工资收入，32%的工作小时数和65%的年收入；在加纳减少了26%的工资收入，21%的工作小时数和32%的年收入。

Thomas、Strauss（1998）利用家庭预算调查（The Estudo Nacional da Despesa Familiar ）1974–1975年的53000户的截面数据，以各种粮食、蔬菜、水果的地区价格指数作为工具变量，分别估计了身高、BMI、卡路里和蛋白质摄入量对巴西城市14岁以上巴西劳动者的营养和健康状况与其工资的关系，研究发现身高对工人工资收入有显著影响，人均热量和蛋白质摄入对工人劳动收入存在正相关的关系，膳食结构以及热量摄入的改善会对其劳动收入产生正向的促进作用。

Croppenstedt、Muller（2000）利用埃塞俄比亚1994年农村家庭调查（Ethiopian Rural Household Survey）数据，衡量健康变量的指标为身高、BMI以及体重身高比（weight-for-height, WFH），估计方法使用样本选择（sample selection）模型。通过对埃塞俄比亚农村人口的投入产出研究，实证结果表明健康营养的投资回报率较高，各项健康指标对于农村人口的收入都有着显著的正相关的作用

Rivera、Currais（2005）利用巴西的收入统计数据，采用分位数回归分析方法，将居民收入划分为从低到高的五个组别，研究发现收入越低的组别越容易受健康的影响，在最低收入组中，健康不良会使男性收入减少43%，在最高收入组别中，这一影响减小到15%；健康不良对女性的相应影响为13%-25%。

G6mez、Nicol（2006）利用欧洲社区家庭面板调查（European Community Household Panel）中的西班牙数据来研究健康冲击与劳动产出之间的关系，研究使用倍差法和匹配法来减少不可观测因素的影响，结果表明健康冲击对雇佣的可能性和劳动收入都有显著的影响，而社会经济的变化也会影响健康与收入的关系，因此社会保障政策的实施会弱化健康对劳动收入的影响。

Wagstaff（2007）以越南为例，分析了健康对于经济的影响。在健康状态影响下，城市地区家庭的收入相对农村家庭而言更容易受到影响。尤其是对于参加保险的家庭，由于有了保险的帮助，从而抵消了劳动收入减少和医疗费用支出的增加。

Pilar（2011）同样利用欧洲社区家庭面板调查（European Community Household Panel）数据，研究了欧洲9个国家健康冲击与劳动力产出之间的关系，结果表明健康对个人是否参与劳动以及劳动收入情况都会产生影响，当个人的健康状况被冲击时会使其失去就业机会。而且在这几个国家中，这种影响的程度各不相同，造成这种情况的原始在于社会保障的国家间的差异。

通过已有研究的结果看，健康对于个人收入的影响，主要是因为健康的人可以获得更多的就业机会和好的工作，并能工作更长的时间，从而影响了个人的收入。此外，健康状况好的人在个人医疗方面负担更小，而看病成本会减少个人可支配收入并导致生活水平下降。针对发展中国家的情况，目前展开的研究基本上分为两种：一种是以家庭农业生产函数进行分析，研究家庭农业生产情况；另一种就是仿照对工业化国家进行的研究大多采用的分析手段，以工资性的收入为研究对象，采用工资（收入）函数展开相关的研究。

## 四、国内研究现状

国内从经济学角度对健康与劳动力关系的研究起步于对国外文献的综述，相关的实证研究并不是很多，且大部分的研究都集中在近十年左右的时间，在数据方面大多使用了 CHNS 数据，以及一些其他的微观调查数据。

## （一）健康对劳动参与的影响

魏众（2004）利用1993年中国健康和营养调查（CHNS）的横截面数据，衡量健康状况的指标为健康自评、劳动受限的天数等，通过制定健康因子的方法来综合度量。计量模型使用 Heckman 两阶段法进行估计，实证结果表明，健康对于从事种植业的参与不显著，但对于非农就业参与则有显著的影响。刘生龙（2008）使用同样的数据，以个人健康自评作为健康衡量指标，还包括教育、年龄、婚姻状态等变量。得出结论：健康状态对中国农村居民的劳动力参与有显著的影响；对中老年劳动力参与的影响高于对中青年农村居民劳动力；对中国女性农村居民劳动力参与的影响较小，而对于男性劳动的参与影响则较大。王一兵（2009）以是否患有高血压、糖尿病及体重不足为健康变量，使用面板数据有序 Probit 回归模型，计量回归结果表明，由于健康状况的不确定性，我国农村劳动力非农就业存在预防性的供给情况，如果有相应的医疗保险就可能会有效的较少这种预防性的供给。曹乾、杜雯雯（2010）通过构建自评健康状况的二值变量，研究认为健康作为人力资本的重要组成部分，健康与就业之间存在显著的正相关关系。但对于就业收入则不同，健康状况虽然与收入之间也存在正相关关系，但这种关系并不显著。解垩(2011) 使用个人健康自评以及用于预测潜在健康指数的疾病症状情况，包括是否甲状腺肿大、是否患有糖尿病、是否患有口角炎、是否有高血压的疾病史等等变量，在二元哑变量方面还使用了身体体测等变量。通过非连续时间风险模型得出：健康状况的好坏是影响劳动力是否退出劳动就业的一个重要原因；其中从性别差异看，女性因为健康影响而退出就业的可能性较小，男性受到的影响则较大；从城乡差别情况看，农村劳动力更容易受到影响而退出，城市的劳动力受到的影响则相对较小。崔智敏、宁泽逵（2010）则是使用2004年陕西农户微观调查数据，用健康状况的好坏作为衡量健康人力资本好坏的标准，而健康状况的好坏又使用了健康自评。认为健康状况好的农民更容易实现外出就业，这与健康状况不佳的农行形成鲜明的差异。同时，好的健康状况可以减弱其他因素对于农户外出就业的影响，如受教育程度、年龄等因素的影响。

健康对农村劳动力非农就业的影响，归纳起来有以下几个途径：

首先，农村劳动力非农就业的外部政策环境正在逐步地改善，在目前仍然是农村劳动力相对过剩的情况下，在非农就业市场中要想实现就业，人力资本因素发挥的作用越来越大。而农村劳动力的非农就业的职业选择往往较窄，更多的是进入了城市中的一些"次级"行业，如加工业、建筑业、制造业等偏重于体力劳动的行业，这些行业往往需要更好的健康状况，因此健康程度高的农村劳动力更容易实现非农就业。其次，健康作为人力资本中的基础，会对个人的受教育程度产生影响，而教育为农村劳动力转移提供了保证，教育可以使农民有更多的机会从事非农产业。再次，良好的健康状况还可以延长农村劳动力的非农就业的时间，减弱其他诸如年龄、受教育程度等因素对其非农就业的影响，从而增强其非农就业的能力。最后，从年龄层面看，由于我国农村的养老保障还不是十分健全，因此只要身体健康，尽管年龄较大他们依然会选择外出务工，健康对于他们的非农就业参与影响要大于年轻人。而从性别层面看，由于非农就业的行业中大多为重体力劳动，女性难以从事对体力要求高的行业，因此农村女性劳动力要实现非农就业，健康也更为重要。

总之，健康作为人力资本的基础，又对人力资本中的教育产生影响，从而影响农村劳动力的整体素质，影响了农村劳动力的劳动生产率。无论是从事农业生产还是非农就业，健康都是占据着首要位置。

## （二）健康对劳动收入的影响

张车伟（2003）使用1997年对于6个国家级贫困县的调查数据，在健康变量的设定方面采用了多种指标公用的方式，这些健康指标具体包括：理想膳食的评分、卡路里的摄入量测量值、身高测量值、BMI、是否患有慢性疾病以及由于生病而不能参与就业的时间。计量估计方法使用的是两阶段最小二乘法（2SLS），实证的结果表明，卡路里的摄入量与种植业的收入成正相关的关系并且显著，而因病不能参与就业的时间会显著的降低其种植业的收入。刘国恩等（2004）使用中国健康和营养调查（CHNS）数据，基于1991年、1993年和1997年调查所得的面板数据，以健康自评作为衡量健康的变量，使用固定效应模型进行实证分析，研究结果表明：健康状况的好坏对家庭人均收入有着显著的影响；并且城乡之间存在着巨大的差别，农村人口更容易受到健康状况好坏的影响从而影响其收入；而性别间也存在着差异，男性的边际回报率低于女性。高梦滔、姚洋（2005）使用1987-2002年中国农业部农村固定观察点数据，基于"大病"（住院治疗或者合计花费在5000元以上的疾病）患病率，设置为患病组和无病组，采用固定效应计量模型进行估计。实证结果表明大病冲击在随后的12年里对于农户人均纯收入都有显著的负面影响，大病冲击使得患病户人均纯收入平均下降5%-6%，健康风险冲击的持续时间大约为15年，并且健康冲击对于中低收入农户的影响更为严重。杨建芳等（2006）使用中国29个省（区、市）的1985-2000年的统计数据，使用面板数据的随机效应模型，研究结果表明经济增长受到健康资本的显著影响。李谷成等（2006）使用湖北省跨年的统计数据，健康指标设定上使用人均拥有的病床数量、年人均的食品消费的总数以及人均的卫生医疗消费，并对这些健康指标提取公因子，得出结论教育和健康投入不足是制约农民收入增长的重要因素。王引、尹志超（2009）基于中国健康和营养调查（CHNS）数据，以热量、碳水化合物、脂肪、蛋白质的摄入量作为衡量健康的指标，运用广义矩估计方法（GMM），认为热量摄入与农民收入之间呈正向显著关系，蛋白质摄入量对农民收入的增加有显著影响，碳水化合物和脂肪摄入对农民收入没有显著影响，从而得出结论营养结构的改善能显著促进农民收入的增长。高文书（2009）采用2005年中国社会科学院"中国城市劳动力调查"问卷调查数据，健康方面以身高及受教育程度、工作年限等作为变量，采用 OLS 和工具变量法，结果表明身高对男性和女性劳动者工资报酬均有显著的积极影响；身高与劳动者青少年时期的营养和卫生保健状况显著相关；加强青少年营养和卫生保健等健康人力资本投资，能够提高其成年后的身高和生产率，并带来丰厚的劳动力市场回报。王一兵、张东辉（2010）基于中国健康和营养调查（CHNS）数据，以健康自评作为衡量健康的指标，并采用 HT（高血压）指标进行修正，采用 RE 估计模型、FE 估计模型和 HT 估计模型，结果表明 HT 模型估计结果显示健康对收入有着正向的显著影响，HT 模型中健康的系数估计值虽为正向的但并不显著。这就意味着拥有良好的健康并不会对女性的收入产生显著影响，这与男性的最终分析结果完全不同。

　　从农村居民的个人角度看，健康状况不好或者身体出现疾病等问题会使得农村居民参与家庭农业生产时间或是外出务工时间的减少，从而减少农村居民的相应的劳动所得收入。从农村居民的家庭角度看，家庭成员的健康问题会在短时间内因为劳动能力的丧失，或者是其他家庭成员因进行看护而导致劳动时间的损失，从而导致整个家庭的收入的减少。从更长的时间看，家庭在健康方面支出的增加会相应地减少其可以用于家庭农业生产等方面的投入，如果因病致贫更会造成对于家庭中子女的教育费用的减少，进一步地对整个家庭的收入的增长能力产生影响。这两种影响交织在一起使得遭受大病冲击的农户有陷入长期贫困的可能（高梦滔、姚洋，2005）。

纵观目前国内外有关于健康与劳动力相关的文献，主要的研究的内容集中于健康与劳动参与、劳动与劳动收入，在这些研究中使用的主要的方法从最初的 OLS 模型发展到有所改进的 Probit、Lobit 模型。同时，联立方程组或工具变量方法，这些较为新的方法也正在被逐步大量的使用，其他一些使用在一定条件适用的方法也被广泛适用，如广义矩阵估计法（method of moments，GMM）估计、联立方程模型的最大似然估计法（full information maximum likelihood，FIML）、以及双重差分回归分析（difference in difference，DID）方法。虽然研究方法各不相同，但研究方法的使用在不断更新与进步，所得结论大多有力地支持了健康对劳动力的积极影响，为后续研究奠定了基础。在衡量健康的指标方面，最初的大多数研究选择采用主观指标（如健康自评），但其内生性和度量误差问题并未得到很好的处理。随着身高、BMI 和营养摄入等健康指标在相关研究中的广泛使用，到上世纪90年代结合工具变量的研究方法成为解决内生性的常见选择。从研究趋势看，多种健康测度指标的综合运用（尤其是客观测量指标与主观自评指标的结合），以及多种方法的结合使用（工具变量法）成为主要的研究方向。

# 第三章

# 我国农村劳动力健康与非农就业现状

　　本章首先对新中国成立以来农村劳动力非农就业的发展历程进行描述，从中发现在这个过程中制度变迁和人力资本因素在不同时期推动非农就业的不同作用，尤其是健康人力资本在其中的作用。其次，对我国当前农村劳动力非农就业的现状和基本特征进行描述和分析；再次，对我国农村基础投入薄弱现状进行统计描述，农村医疗卫生缺乏，造成我国农村劳动力人力资源的健康资本积累过低。最后，对目前农村地区广泛实施的新农村合作医疗保障制度进行分析。

## 一、农村劳动力非农就业发展历程

　　在分析我国农村劳动力非农就业发展历程之前，有必要首先对我国非农就业的背景属性进行探讨。在制度层面，随着我国从计划经济向市场经济的转轨，我国的经济改革获得一系列的成果，其中一个重要成果就是除国有经济和集体经济以外，我国的新兴的经济部门的发展，包括乡镇企业私人经济、三资经济等非国有经济部门。在封闭的经济体制和城乡隔绝的经济社会结构以及与之相适应的体制性壁垒被打破之后，阻碍农村劳动力转移的阻碍被排除。具体而言，在制度变迁方面，首先是受家庭联产承包责任制的推广影响，农户家庭经营主体地位的确立，农民重新获得土地使用权、生产经营自主权、收益分配权，土地生产率迅速提高，农民收入大幅度增长，从而使得农民具备了非农就业转移的两大前提，即农产品剩余和资金剩余，这使得农村产业结构的调整和劳动力转移成为可能。其次，农产品统购统销制度的改革和粮食价格的放开、粮食市场以及取消城市粮食供给制度，使阻碍农村劳动力向非农转移的另一个屏障被打破，农村劳动力转移就业有了生存和维持生计的保证。再次，1984年中央"一号文件"规定，允许务工、经商、办服务业的农民自理口粮到集镇落户，这使我国长期以来严格区分市民与农民的户籍制度被打开了一个重要的缺口。同时，城市经济体制和就业制度的改变，也为接纳农村劳动力提供了方便调节和大量的就业空间，这也是我国农村劳动力非农就业转移的另外一个重要基础条件。

20世纪80年代以后，随着我国农村的改革、农村劳动生产率的提高，农业生产剩余的增加，特别是城乡二元分离制度的松动，大批处于隐形失业状态的农村剩余劳动开始向非农产业转移，开始了二元经济结构下工业过程中劳动力的转移。具体而言，我国农村剩余劳动力的转移过程，可以划分为以下四个阶段：

第一阶段：1958年—1983年

新中国成之后，为了迅速恢复国民经济，人口的城乡就业流动和迁移是不受限制的。但随着城市工业规模的不断扩大，农村劳动力向城市涌入的规模迅速扩大，同时也造成了城镇公用设施的过分紧张及城镇居民食品及其它物资供给的严重不足。

进入五十年代，随着我国制定的以赶超战略和重工业优先发展作为国家发展的基本战略的形成，为了确保这一发展战略的实施，我国开始推行一整套以排斥市场机制和禁锢劳动要素流动为主要特征的高度控制的计划经济体制。于是，政府开始用行政手段对农民向城市部门的转移进行严格的控制，并对城市数量进行了调整与压缩。特别是户籍制度的实施，农村人口的转移基本上受到了限制。在特定的历史背景下带有强烈计划经济色彩的户籍管理制度和条块分割的就业政策，人为的阻断了我国劳动力的流动。农村劳动力的自发性的转移受到各级政府的高度控制，由此而颁布的各种行政法规也很多，其中1958年颁布的《中华人民共和国户口登记条例》更是以法律的形式严格限制农民进入城市，逐渐的农民被长期封闭在农村，定格为农民身份。从六十年代至七十年代后期，我国农村劳动力转移基本处于停滞状态。1979年农村家庭联产承包责任制推行以后，农村劳动生产率提高，农民就业不充分的问题得以显现。在农业乃至农村经济得到发展的同时，农村中的剩余劳动力与农业劳动生产率的矛盾日益显现。但直到1981年12月，《国务院关于严格控制农村劳动力进城做工和农业人口转为非农业人口的通知》仍然强调"严格控制从农村招工"。面对数量庞大的农村剩余劳动力，乡镇企业异军突起，"离土不离乡"的农村劳动力就地转移成为当时农民主要的就业转移方式。随着市场经济的不断发展，乡镇企业自身的局限性严重制约了其吸纳农村剩余劳动力的能力，因此主要依靠乡镇企业实现农村剩余劳动力的转移不具有可持续性。

第二阶段：1984年—1992年

从1984年开始，我国政府对于农村劳动力向城市的转移，由过去的严格控制转为逐步允许流动，准许农民自筹资金、自理口粮进入城镇务工经商。这一政策的松动被视为我国农村劳动力转移政策变动的标志，它表明实行了三十年的限制城乡人口流动的就业管理制度开始发生变化。由于户籍管制一定程度上的放松，农业剩余劳动力开始大量涌入城市。而这一阶段，城市经济改革的推进和经济结构的调整，使得城市对农业剩余劳动力的吸纳程度提高。农村剩余劳动力向城市的转移也在一定程度上推动了城市经济的发展。与此同时，20世纪80年代中期启动的城市经济体制和劳动用工制度的改革，弱化了城市户口中包含的基本生活供应的约束，城市中一些特定的就业岗位（简单的体力劳动、脏、累、苦、险的工作）开始向农村劳动开放，农村剩余劳动力转移进入了一个高速增长的时期。

20世纪80年代后期，我国农村劳动力的流动规模明显扩大，但由于城市劳动力市场尚未健全，各地对于大量农村劳动力流入的准备普遍不足，其产生的负面效应通过交通运输、社会治安、资源环境等各个方面的不适应开始逐步显现出来。另一方面，我国政府从1988年下半年开始治理经济环境、整顿经济秩序，造成了城市与乡镇企业新增就业机会减少，也使得农村劳动力供给与需求之间的矛盾进一步突出。在此背景下，各地特别是若干大城市相机出台了专门针对外来农村劳动力的地方性法规，加强对农村劳动力盲目流动的管理，将外来劳动力（其中主要是农村进城务工人员）的管理许可证权归于劳动部门统一管理，由劳动部门审核并下达各用工单位使用农村劳动力的管理权，整体上实行总量控制、计划招用，对外来劳动力及用人单位征收管理费，也成为当时控制使用外来劳动力的重要手段。

第三阶段：1993 年—2002 年

针对农村剩余劳动力存在的事实，以及"民工潮"初期造成的负面影响，我国政府从九十年代开始尝试促进农村劳动力就业新途径。1993年我国劳动力部门实施的"农村剩余劳动力流动有序化工程"，提出要在全国范围内形成与市场经济相适应的劳动力跨地区流动的基本制度、市场信息系统和服务网络，使农村劳动力流动做到"输出有组织、输入有管理、流动有服务、控制有手段、应急有措施"。对农民工的管理政策由"控制盲目流动"调整为"鼓励、引导和实行宏观调控下的有序流动"，开始实施以就业登记卡为中心的农村劳动力跨地区流动的就业制度，并对小城镇的户籍管理制度进行改革。

到了20世纪90年代中后期，由于各地的劳动力供求状况和城市经济发展水平差异等各种原因，对外劳动力的政策出现地区分化，一些沿海经济发达的中小城市实行全面开放的政策，使得短期内外来劳动力成为其劳动力的重要组成部分；有的城市实行半开放半限制的政策，虽然在户籍管理制度方面已经全面放开，但在招工方面采取"先本地后外地""先城市后农村"的就业政策；还有部分地区，如上海、北京、武汉等大城市，受产业结构调整及下岗职工增加的影响，对外来劳动力的限制由总理控制转变为结构控制，采取各种政策手段严格限制外来劳动力的数量、就业范围和就业条件。

第四阶段：2003年至今

从2003年开始，农民工的权益保障和待遇问题越来越得到社会的关注。2003年1月国务院发出《关于做好农民进城务工就业管理和服务工作的通知》，提出按照"公平对待、合理引导、完善管理、搞好服务"的原则，全面做好农民进城务工就业管理和服务的各项工作。随后国务院多次下发文件要求各地区、各有关部门清理和取消针对农民进城就业等方面的歧视性规定及不合理限制，其中包括清理对企业使用农民工的行政审批、取消对农民进城就业的职业工种限制、不再干涉企业自主合法使用农民工；严格审核、清理农民进城务工就业的手续、取消专为农民工设置的等级专案、逐步实行暂住统一等级管理；强调要切实解决拖欠和扣押农民工工资问题，以及做好农民工培训工作，改善农民工的生产、生活条件等等。2004年中央一号文件再次指出："进城就业的农民工已经成为产业工人的重要组成部分。"这对于维护农村劳动力的合法性权益增添了深层保障。2018年中央一号文件则是明确提出，维护进城落户农民土地承包权、宅基地使用权、集体收益分配权。为进城务工的农民保留房和地开绿灯。此外，在宏观层面还提出了旨在维护农民工权益、改善农民工就业环境，以及旨在消除城乡分割、实现农民工平等就业的制度性改革。

从我国农村剩余劳动力转移的过程看，改革开放以后，农村剩余劳动力向城市转移的步伐日益加快并逐渐变得平稳有序，并形成了规模庞大的农民工群体。根据国家统计局公布的《2017年我国农民工调查监测报告》据抽样调查结果推算，2017全国农民工总量达到28652万人，比上年增加481万人，增长1.7%，增速比上年提高0.2个百分点。在农民工总量中，外出农民工17185万人，比上年增加251万人，增长1.5%，增速较上年提高1.2个百分点；本地农民工11467万人，比上年增加230万人，增长2.0%，增速仍快于外出农民工增速。在外出农民工中，进城农民工13710万人，比上年增加125万人，增长0.9%。

而在这整个过程中，基于我国特定的国情和改革发展的历程，制度变迁一直是制约农村劳动力的重要因素。但随着我国市场经济的日臻完善，我国相关体制制度改革得到了不断深入推进，非农就业的外部制度环境不断完善，非农就业发展的外部制度性制约因素逐步削弱。人力资本因素的影响效应将不断提升，农民自身内在的劳动能力和竞争能力等人力资本因素将凸现为影响其非农就业行为和就业效率的决定性因素。尤其是健康资本因素发挥着更为重要的作用，这是由于农村劳动力文化程度偏低，缺乏劳动技能，所以大多从事简单体力劳动，工作岗位多数是苦、脏、累的岗位。根据《2017年我国农民工调查监测报告》，进城的农民工仍然主要集中在劳动密集型产业，在农民工中，从事第二产业的农民工比重为51.5%，比上年下降1.4个百分点。其中，从事制造业的农民工比重为29.9%，比上年下降0.6个百分点；从事建筑业的农民工比重为18.9%，比上年下降0.8个百分点。从事第三产业的农民工比重为48%，比上年提高1.3个百分点。其中，从事批发和零售业的农民工比重为12.3%，与上年持平；从事交通运输、仓储和邮政业，住宿和餐饮业，居民服务、修理和其他服务业的农民工比重分别为6.6%、6.2%和11.3%，分别比上年提高0.2、0.3、0.2个百分点。此外，农民工在金融业，教育，文化、体育和娱乐业等服务业的从业比重虽然较低，但占比在逐年提高。

表3-1 农民工从事的主要行业分布

单位：%

|  | 2008 年 | 2010 年 | 2016 年 | 2017 年 |
|---|---|---|---|---|
| 制造业 | 37.2 | 36.7 | 36.7 | 36 |
| 建筑业 | 13.8 | 16.1 | 16.1 | 17.7 |
| 交通运输、仓储和邮政业 | 6.4 | 6.9 | 6.9 | 6.6 |
| 批发零售业 | 9 | 10 | 10 | 10.1 |
| 住宿餐饮业 | 5.5 | 6 | 6 | 5.3 |
| 居民服务和其他服务业 | 12.2 | 12.7 | 12.7 | 12.2 |

数据来源：国家统计局公布《2017年我国农民工调查监测报告》

## 二、农村人口健康现状

### （一）健康指标落后于全国平均水平

健康人力资本主要来源于卫生保健投资，通过对营养、保健、医疗卫生等进行投资，从而达到恢复或改善人的健康水平，延长人的寿命和有效劳动时间，进而提高人的生产水平。农村卫生保健投资能够促进农村劳动力健康人力资本的积累，增强其劳动效率和人力资本质量，有助于其在非农劳动力市场上实现就业。

改革开放以来，我国农村居民生活水平有了显著提高，但由于我国城市与农村的二元结构，造成了我国城乡之间发展的差距。农村各方面的发展始终落后于社会经济的整体发展，落后于城市的发展更为明显的差距还体现在社会保障方面，尤其是健康状况。对于农村居民，农村公共卫生资源的供求失衡，农民人均医疗费用支出过低和医疗卫生保障缺乏，农村公共卫生体系较不健全，加之农村居民不高的卫生医疗保健意识，导致农村健康状况与城市居民相比有较大的差距。而这一切都与农村人力资本的开发情况息息相关，农民身体健康状况令人担忧，农村人力资本存量不足，劳动力素质低下。体系的不完善制约了农村劳动力健康水平的提高，阻碍了农村剩余劳动力的转移。

农村卫生保健投资的直接结果是带来农村医疗卫生资源条件的改善，使得农村人口健康水平显著提高。但根据我国国家统计局2017年《中国统计年鉴》，在反映国民健康状况的几项重要指标中，如孕产妇死亡率、新生儿死亡率、婴儿死亡率、5岁以下儿童死亡率等所显示的结果看，我国农村人口的健康水平仍低于城市水平。其中孕产妇死亡率从妊娠开始到产后42天内，因各种原因（除意外事故外）造成的孕产妇死亡均计在内。改善孕产妇健康是国际社会于2000年通过的八个千年发展目标中的一个。婴儿死亡率指婴儿出生后不满周岁死亡人数同出生人数的比率，婴儿死亡率是反映一个国家和民族的居民健康水平和社会经济发展水平的重要指标，特别是妇幼保健工作水平的重要指标。5岁以下儿童死亡率规定年份出生的儿童在年满5岁前死亡的概率，该指标同具体目标直接有关，用于计量儿童的存活情况。它还反映儿童（和社会其他人）所处的社会、经济和环境状况，包括他们的保健。

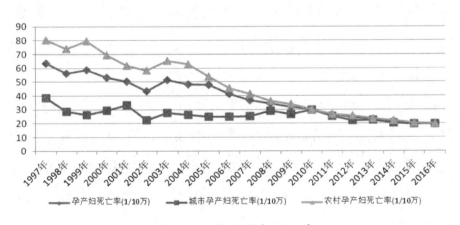

图 3-1　我国孕妇死亡率

数据来源：历年《中国统计年鉴》

如图3-1所示，通过近二十年的数据情况看，长久以来在孕妇死亡率这一指标方面，农村地区的情况显著要低于全国和城市的水平。虽然经过多年的发展，直到2016年，全国、城市和农村孕产妇死亡率分别为19.9/10万、19.5/10万、20/10万，城乡差距虽基本消除，但城市的指标情况仍优于农村的情况。

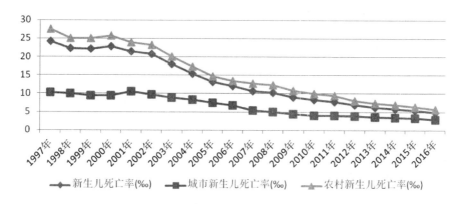

图3-2　我国新生儿死亡率

数据来源：历年《中国统计年鉴》

在新生儿死亡率方面，由图3-2可以发现，经过近二十年的发展，我国农村新生儿死亡率在不断下降，已经由1997年的27.5‰下降到2016年的5.7‰。但和全国平均水平（4.9‰）相比较仍然存在一定的差距，和城市的平均水平（2.9‰）差距则更大。

同样在婴儿死亡率这一统计指标方面，也同样存在类似的情况（图3-2）。我国农村婴儿死亡率虽然从1997年的37.7‰下降到2016年的9‰，但仍高高于全国平均水平的7.5‰和城市平均水平的4.2‰。而我国农村5岁以下儿童死亡率从1990年的71.1‰下降到19.4‰。

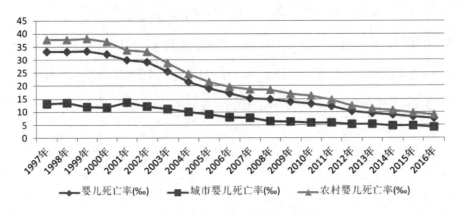

图 3-3　我国婴儿死亡率

数据来源：历年《中国统计年鉴》

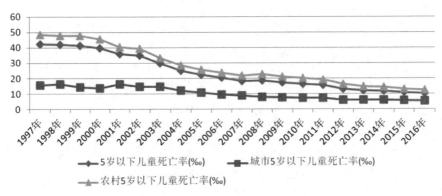

图 3-4　我国五岁以下儿童死亡率

数据来源：历年《中国统计年鉴》

在我国主要疾病死亡率的统计方面（表3-2），排名前十位的疾病病种中，除了恶性肿瘤的死亡率城市略高于农村之外，其余九种疾病的农村的死亡率都要显著地高于城市的死亡率。

这些数据说明我国农村居民健康状况在不断地改善，尤其是城乡间的差距也在不断地缩小。然而，在农村居民健康水平得到不断提高的同时，城镇居民健康状况也在不断改善。与城镇居民相比，虽然城乡差距在缩小，但农村居民健康状况仍处于较低水平，且低于全国居民健康水平。农村居民健康水平的有限发展制约着我国全民健康水平的提高。

表3-2 2016年我国主要疾病死亡率

| 死亡病种 | 城市 | 农村 |
|---|---|---|
| 恶性肿瘤 | 160.07 | 155.83 |
| 心脏病 | 138.7 | 151.18 |
| 脑血管病 | 126.41 | 158.15 |
| 呼吸系统疾病 | 69.03 | 81.72 |
| 损伤和中毒外部原因 | 37.34 | 54.48 |
| 内分泌营养和代谢疾病 | 20.43 | 15.72 |
| 消化系统疾病 | 14.05 | 14.31 |
| 神经系统疾病 | 7.5 | 7.54 |
| 泌尿生殖系统疾病 | 6.58 | 7.38 |
| 精神障碍 | 2.72 | 2.85 |

数据来源：2017年《中国统计年鉴》

## （二）农村医疗服务配置较差

长期以来，城乡二元分割体制壁垒是造成城乡发展差距的根本原因，在医疗卫生资源的分配上政府同样存在着明显的偏重城市倾向。如表3-3所示，从农村基层医疗卫生机构配置看，服务于农村居民的基层医疗机构即乡镇卫生院数和村卫生室数量在不断下降。其中，有部分原因是近年来，随着撤乡并镇的推行，行政村数量在不断减少。而另一方面放映出我国城乡医疗服务配置不均衡，农村居民医疗服务机构配置的可及性越来越低。

表 3-3　农村乡（镇）卫生院、村卫生室情况

| | 2000 年 | 2005 年 | 2010 年 | 2011 年 | 2012 年 |
|---|---|---|---|---|---|
| 村卫生室个数(个) | 709458 | 583209 | 648424 | 662894 | 653419 |
| 村办的村卫生室个数（个） | 300864 | 313633 | 365153 | 372661 | 370099 |
| 乡卫生院设点的村卫生室个数(个) | 47101 | 32396 | 49678 | 56128 | 58317 |
| 联合办的村卫生室个数（个） | 89828 | 38561 | 32650 | 33639 | 32278 |
| 私人办的村卫生室个数（个） | 255179 | 180403 | 177080 | 175747 | 167025 |
| 其他办的村卫生室个数（个） | 16486 | 18216 | 23863 | 24719 | 25700 |
| 设卫生室的村数占行政村数 %(%) | 89.8 | 85.8 | 92.3 | 93.4 | 93.3 |

| | 2013 年 | 2014 年 | 2015 年 | 2016 年 |
|---|---|---|---|---|
| 村卫生室个数(个) | 648619 | 645470 | 640536 | 638763 |
| 村办的村卫生室个数（个） | 371579 | 349428 | 353196 | 351016 |
| 乡卫生院设点的村卫生室个数(个) | 59896 | 59396 | 60231 | 60419 |
| 联合办的村卫生室个数（个） | 32690 | 29180 | 29208 | 29336 |

续表

| | 2013 年 | 2014 年 | 2015 年 | 2016 年 |
|---|---|---|---|---|
| 私人办的村卫生室个数（个） | 158811 | 160549 | 153353 | 152164 |
| 其他办的村卫生室个数（个） | 25643 | 46917 | 44548 | 45828 |
| 设卫生室的村数占行政村数 %(%) | 93 | 93.3 | 93.3 | |

数据来源：历年《中国统计年鉴》和《中国卫生统计年鉴》

从居民拥有的每千人口医院和卫生院床位（张）数来看，如图3-5所示，更体现了城乡医疗服务配置的差距，而且这种差距呈扩大趋势。每千人口医院和卫生院床位（张）数在持续上升，城市由1980年4.7张／千人上升到2016年的8.41张／千人，而农村每千人口医院和卫生院床位（张）数从1980年以来也在不断上升，但增长幅度远小于城市，从1.48张／千人增长到3.91张／千人，并且这种城乡差距依旧非常明显。

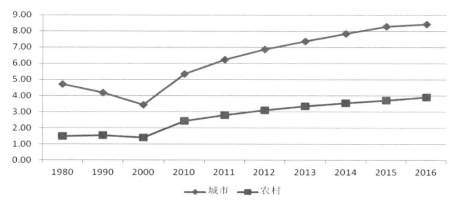

图 3-5　1980—2016 年每千人口医院和卫生院床位（张）数

数据来源：历年《中国统计年鉴》和《中国卫生统计年鉴》

　　除了基层医疗机构配置外，城乡之间在卫生技术人员配备上也存在巨大差距。以历年每千人拥有的卫生技术人员数和医生数来衡量城乡医疗服务配置质量状况看，如3-4表所示，到2016年，城市、农村每千人口卫生技术人员分别为10.8和4.0，每千人口执业（助理）医师分别为3.9和1.6，每千人口注册护士分别为4.9和1.5。尽管从历年的数据看，农村每千人口拥有的卫生技术人员、医师、护士数略有增加，但与城市相比，每千人口卫生技术人员数仍然是农村的一倍以上，城乡卫生技术人员配备资源配置差距明显。

表3-4　城乡每千人口卫生技术人员数

| 年份 | 卫生技术人员 | | 执业（助理）医师 | | 注册护士 | |
|---|---|---|---|---|---|---|
| | 城市 | 农村 | 城市 | 农村 | 城市 | 农村 |
| 1980 | 8.03 | 1.81 | 3.22 | 0.76 | 1.83 | 0.2 |
| 1990 | 6.59 | 2.15 | 2.95 | 0.98 | 1.91 | 0.43 |
| 2000 | 5.17 | 2.41 | 2.31 | 1.17 | 1.64 | 0.54 |
| 2010 | 7.62 | 3.04 | 2.97 | 1.32 | 3.09 | 0.89 |
| 2011 | 7.9 | 3.2 | 3.0 | 1.3 | 3.3 | 1.0 |
| 2012 | 8.5 | 3.4 | 3.2 | 1.4 | 3.6 | 1.1 |
| 2013 | 9.2 | 3.6 | 3.4 | 1.5 | 4.0 | 1.2 |
| 2014 | 9.7 | 3.8 | 3.5 | 1.5 | 4.3 | 1.3 |
| 2015 | 10.2 | 3.9 | 3.7 | 1.6 | 4.6 | 1.4 |
| 2016 | 10.8 | 4.0 | 3.9 | 1.6 | 4.9 | 1.5 |

数据来源：历年《中国统计年鉴》和《中国卫生统计年鉴》

造成城乡医疗服务资源配置不均衡主要原因是我国城乡卫生费用的投入差别，在我国城乡二元结构下，农村人均卫生费用涨幅远远低于城市人均卫生费用，长期的卫生政策投入没有均等城乡卫生健康服务，导致农村医疗卫生保障体系发展缓慢。改革开放以来，我国用于医疗卫生方面的投入不断加大，卫生费用无论是在总数上还是人均费用都出现了大幅上涨。如表3-5所示，从1978年到2016年，我国卫生总费用从110.21亿元上升至46344.9亿元，人均卫生费用从11.5元上升至3351.7元。

表 3-5　政府卫生总费用

| 年份 | 卫生总费用合计（亿元） | 城乡卫生费用（亿元） | | 人均卫生费用（元） | | |
|------|------------|------|------|------|------|------|
| | | 城市 | 农村 | 全国 | 城市 | 农村 |
| 1978 | 110.21 | | | 11.5 | | |
| 1979 | 126.19 | | | 12.9 | | |
| 1980 | 143.23 | | | 14.5 | | |
| 1985 | 279 | | | 26.4 | | |
| 1990 | 747.39 | 396 | 351.39 | 65.4 | 158.8 | 38.8 |
| 2000 | 4586.63 | 2624.24 | 1962.39 | 361.9 | 813.7 | 214.7 |
| 2005 | 8659.91 | 6305.57 | 2354.34 | 662.3 | 1126.4 | 315.8 |
| 2010 | 19921.35 | 15508.62 | 4471.77 | 1490.1 | 2315.5 | 666.3 |
| 2011 | 24268.78 | 18542.37 | 5726.41 | 1801.2 | 2695.1 | 871.6 |
| 2012 | 28119.0 | 21280.46 | 6838.54 | 2076.7 | 2999.3 | 1064.8 |
| 2013 | 9.2 | 3.6 | 3.4 | 1.5 | 4.0 | 1.2 |

续表

| 年份 | 卫生总费用合计（亿元） | 城乡卫生费用（亿元） | | 人均卫生费用（元） | | |
|---|---|---|---|---|---|---|
| | | 城市 | 农村 | 全国 | 城市 | 农村 |
| 2014 | 35312.4 | 26575.60 | 8736.80 | 2581.7 | 3558.3 | 1412.2 |
| 2015 | 40974.6 | | | 2980.8 | | |
| 2016 | 46344.9 | | | 3351.7 | | |

数据来源：历年《中国统计年鉴》和《中国卫生统计年鉴》

　　但从卫生费用投入的结构看，如图3-6所示，自1990年以来农村卫生费用总量是不断上升的，但上升幅度较为缓慢，相比城市卫生总费用也是在不断上升，但其上升曲线则要相对陡很多。从1990年到2014年，我国城市卫生总费用和农村卫生总费用分别由396亿元增加到26575.6亿元，和从351.39亿元增加到8736.8亿元。城市居民人均医疗费用由1990年的158.8元增加到2014年的3558.3元，农村人均医疗费用由1990年的38.8元增加到2014年的2581.7元。尽管农村卫生费用总投入和人均卫生费用均呈现出上升趋势，但是和城市卫生费用投入情况以及人均卫生费用比较，仍处于较低的水平，且这种差距还呈现出逐渐变大的趋势。农村卫生总费用与城市卫生总费用的差距从1990年44.61亿元扩大到2014年17838.8亿元，农村居民人均医疗费用与由城市人均医疗费用的差距由1990年120元扩大到2014年的2146.1元，这说明我国在医疗卫生费用投入结构上存在明显的城乡差别，农村获得的卫生费用无论是是在总量上还是人均方面均少于城市。

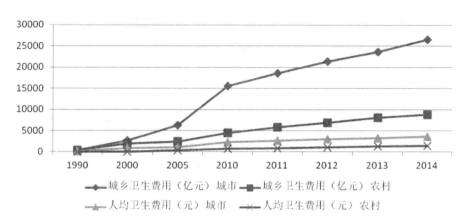

图 3-6　1990—2016 年我国城乡卫生费用及人均费用变动情况

数据来源：历年《中国卫生统计年鉴》

　　一般情况下，居民医疗卫生支出往往取决于其健康状况和收入水平，但由于农村居民收入较低，其医疗保健支出绝大部分取决于收入水平。而农村居民更多地依赖于以健康资本换取劳动就业收入，这就决定了其较差的健康资本状况以及相对较少的医疗卫生支出。对于农村居民而言，医疗健康支出较少并不代表其健康状况较好，而在很大程度上是受收入的限制所致。如表 3-5 所示，从 1990 年至 2010 年，农村居民人均医疗保健支出从 19 元增长到 326 元，医疗保健支付占消费性支出的比例也由 5.1% 上升至 7.4%，农村居民医疗保健支出显著提高。但同城镇居民比较，农村人均医疗保健支出仍较低，且差距较大。但城乡间医疗保健支付占消费性支出的比例差距较小，这这就充分说明了农村居民家庭人均医疗保健支出相对较低并不是其健康状况相对较好，而是由于农村居民收入相对较低从而决定了其对医疗服务较低的支出。

除了受限于水平导致农村居民医疗保健支出较低外，由于受传统思想的影响，农村居民对于健康的投资认识也与城市居民存在很大差异，其中体现了农村居民健康的需求不足。从表3-6可以看出，1990年城镇居民的人均医疗保健支出为25.7元，2010年为871.8元，二十年间增长了33.92倍，截止到2016年为23078.9元；医疗保健支出占消费性支出也有较大的增幅，由1990年的人均2.0%，增加到2016年的7.1%，增幅达3.55倍。而农村居民人均医疗保健支出仅从1990年的19元增加到2016年的929.2元；医疗保健支出占消费性支出增幅则更小，由1990年的人均5.1%，增加到2016年的9.2%，增幅只有1.80倍。由此可见，我国城乡人口健康风险意识存在较大的差异，由此造成城乡居民间的健康差异，农村居民需转变观念，重视医疗保健的作用，进一步加大医疗保健卫生的投入。

表3-6 城乡居民医疗保健支出

| 年份地区 | 城镇居民 | | | 农村居民 | | |
|---|---|---|---|---|---|---|
| | 人均年消费支出（元） | 人均医疗保健支出（元） | 医疗保健支出占消费性支出（元） | 人均年生活消费支出（元） | 人均医疗保健支出（元） | 医疗保健支出占消费性支出% |
| 1990 | 1278.9 | 25.7 | 2 | 374.7 | 19 | 5.1 |
| 1995 | 3537.6 | 110.1 | 3.1 | 859.4 | 42.5 | 4.9 |
| 2000 | 4998 | 318.1 | 6.4 | 1670.1 | 87.6 | 5.2 |
| 2005 | 7942.9 | 600.9 | 7.6 | 2555.4 | 168.1 | 6.6 |

续表

| 年份地区 | 城镇居民 | | | 农村居民 | | |
|---|---|---|---|---|---|---|
| | 人均年消费支出（元） | 人均医疗保健支出（元） | 医疗保健支出占消费性支出（元） | 人均年生活消费支出（元） | 人均医疗保健支出（元） | 医疗保健支出占消费性支出% |
| 2010 | 13471.5 | 871.8 | 6.5 | 4381.8 | 326 | 7.4 |
| 2011 | 15160.9 | 969.0 | 6.4 | 5221.1 | 436.8 | 8.4 |
| 2012 | 16674.3 | 1063.7 | 6.4 | 5908.0 | 513.8 | 8.7 |
| 2013 | 18487.5 | 1136.1 | 6.1 | 7485.1 | 668.2 | 8.9 |
| 2014 | 19968.1 | 1305.6 | 6.5 | 8382.6 | 753.9 | 9.0 |
| 2015 | 21392.4 | 1443.4 | 6.7 | 9222.6 | 846.0 | 9.2 |
| 2016 | 23078.9 | 1630.8 | 7.1 | 10129.8 | 929.2 | 9.2 |

数据来源：历年《中国卫生统计年鉴》

## 三、农村医疗保险制度变迁

农村居民的健康离不开政府的农村医疗卫生系统的建设，农村医疗保险制度的建立可以保障农村居民的医疗权利，促进农村劳动力的人力资本积累。进入20世纪80年代以后，随着我国的农村经济体制的改革，农村合作医疗在全国范围内急剧萎缩。到90年代进一步下滑，根据卫生部门统计的数据，尽管政府进行了恢复农村合作医疗制度的努力，但直到2003年我国也只有9.5%的农村人口参加了合作医疗，农民中有79%的无任何形式的医疗保障。本节对建国以来农民的医疗保障体系特别是医疗保险制度的变迁进行简要回顾，并在此基础上简要分析农村医疗制度对于农村居民健康的影响。

我国农村合作医疗制度的发展大致可分为以下几个阶段：

（1）建国至20世纪70年代

新中国成立初期，在恢复经济发展的同时，国家在农村建立了覆盖较为全面的村、公社、县"三级医疗卫生网"，对农民进行最基本的医疗卫生保障。到50年代初期就建立起了一套新的卫生医疗体制，并以面向工农兵、预防为主、团结中西医和卫生工作于群众运动相结合为指导的卫生工作四项基本原则。但随着农业合作化运动的开展，有些农村开始建立起合作性质的医疗组织。1956年一届人大第三次会议通过《高级农业生产合作社示范章程》，规定合作社应对因公受伤或致病的社员负责医疗责任，并应给与适当的劳动工作日补助。由社员出保健费，生产合作社出公益金补助，建立集体医疗保健制度，从而将合作医疗制度逐步开始在广大农村地区推广。

合作医疗制度在1960年时因为经济发展停滞而出现低潮。直至1965年我国政府再次推行农村合作医疗制度，至1968年已经逐步在各级农村普及。随着农村合作医疗制度的建立和农村医生的培养，由大队村卫生室—公社卫生院—县人民医院所组成的农村三级医疗预防保健体系基本上在60年代形成，三者同时构成了农村卫生工作的三大支柱，使得农村卫生医疗工作得以顺利开展，农村居民健康因而得到基本保障，逐步实现了"小病不出村，大病不出乡"的目标。同时，为了避免医疗资源的浪费和滥用，农村合作医疗制度在成立之处，各地就规定农民医疗过程中必须负担部分挂号费或指定用药等费用，这符合社会保险的精神，也使合作医疗能够维持收支平衡。

农村合作医疗制度的实施，使得农村医疗卫生情况大为改善，农村基层卫生组织得以建立，并且培养了一大批农村医疗卫生人员。到1976年，全国农村约有90%的行政村（生产大队）实行了合作医疗保健制度，这对保障农民健康、促进农村医疗卫生事业发展和稳定农村社会经济等，发挥了重要的历史作用。世界卫生组织在1980年的年度报告中曾给予我国的农村合作医疗以极高的评价，初级卫生人员的提法也主要是来自我国的启发："中国人在占全国人口80%以上的农村地区，发展了一个成功的基层卫生保健系统，向人民提供低费用的适宜的医疗保健技术服务，满足大多数人的基本卫生需求，这种模式很适合发展中国家的需要"。

（2）改革开放至20世纪90年代初

在这一时期，我国农村合作医疗体制又开始走向低潮。由于家庭联产承包责任制的推行，使得集体经济结构发生变化，加上原有的农村合作医疗体制自身产生的问题，大多数的集体经济为基础的合作医疗制度因此而停办，乡村卫生室多转为私人诊所，农村居民的医疗又转回为自费看病的年代，仅少数地区仍维持合作医疗体制。此时的农村居民再次出现看病难、因病致贫的现象，世界银行曾就此时的农村医疗状况作出评论：农村合作医疗保险几乎的覆盖面不到20%，大多数农村人口必须缴纳医疗费用才能得到医疗服务，而且医疗费用非常高，一般农村家庭难以承受，往往会因此陷入贫困。

为解决这些困难，从80年代中期以后，我国卫生部门多次提出重新建立农村合作医疗制度，但因为缺乏配套措施的支持，农村合作医疗制度一直无法恢复正常功能。此时对于农村合作医疗制度的重建还只是采取小规模的试点方式，我国政府曾推出一项改革"合作医疗保险"体制，即由政府支持，农民与农村经济组织共同出资，实施医疗互助的合作或相互性的医疗保险制度，但效果不佳。至1989年，农村合作医疗实施范围已降至全国行政村的4.8%，至1992年覆盖范围更是下降到制度实施后的新低。

（3）1993年至今

90年代以后，随着农村医疗卫生问题的日益严重，卫生部门开始将建立农村合作医疗列为重点工作。1993年党的十四届三中全会强调："发展和完善农村合作医疗制度"。国务院政策研究室和卫生部在全国进行了广泛的调查研究，提出《加快农村合作医疗保健制度的改革与建设》的研究报告。而后，卫生部与世界卫生组织在全国7省14个县开始施行合作医疗试点。1996年7月卫生部在河南召开全国你那个村合作医疗经验交流会，会议中明确发展与完善合作医疗的目标与原则，并提出发展和晚上合作医疗的具体措施。会后，全国有19个省、市、自治区共计183个县（市、区）开始实施省级合作医疗试点，其他地、市也选定了部分试点县，合作医疗制度自此开始逐渐恢复。到1996年，合作医疗行政村的覆盖率已上升至17.59%，至1998年末已经有712个县建立了合作医疗保险制度。此后逐步扩展，2003年国务院在转发卫生部、财政部的《关于建立新型农村合作医疗制度意见的通知》中，明确制定了有关农村合作医疗制度的目标原则、组织管理、筹资标准、资金管理与医疗服务管理等各项相关基本政策，同时将目标定在2010年能全面推广农村居民"以大病统筹"为主的"新型农村合作医疗制度"的施行。

2006年，中央与卫生部等七部委分别下发了《中共中央国务院关于推进社会主义新农村建设的若干意见》和《关于加快推进新型农村合作医疗试点工作的通知》文件，明确提出："2006年新型农村合作医疗制度在全国的试点县（市、区）数量达到总数的40%左右，次年增加到60%左右；2008年要在全国推行；2010年争取能够覆盖全国的所有农民"。2009初召开的全国卫生工作会议明确指出："经过近几年的努力发展，新农合制度基本覆盖全国的所有农民，目前新农合参合率已经达到91.5%，参合人数超过8.1亿，今后工作要以完善和巩固新农合制度为重点，加强监管，规范流程，不断提高人民群众的受益程度"。从2008年到2011年，我国新型农村合作医疗制度不断稳步推进。经过近十年的发展，广大农民更多地从制度实施中得到了实惠，加入新农合的人数不断增加。2011年，全国参加新农合人数已达8.32亿人，参合率超过97%，全年受益13.15亿人次。各级财政对新农合的补助标准从每人每年120元提高到200元。

## 四、本章小结

综上所述，我国农村人口的健康呈现逐步改善的状况，尤其是改革开放以来，随着我国经济的快速发展，农民医疗卫生得到迅速发展，反映人口健康的几个重要指标都不断提高，这些都是我国农村医疗卫生现状改善的反映，也显示着我国农村劳动力人力资本的积累的增加。

但同城市相比较，由于国家在城乡间的医疗卫生投入方面存在巨大结构性差异，农村医疗卫生工作仍存在各种问题，从而导致相当多的基层医疗机构配置不足，农村医疗卫生设施落后，医疗卫生专业人员短缺。同时，农村居民收入水平普遍较低，农村居民医疗支付能力有限，农村居民较低的收入水平和较大的收入差距对农村医疗服务配置与利用造成了一定的影响，我国农村劳动力的健康问题仍然存在。这些因素都严重影响农村居民健康水平的提高，农村居民的健康状况较城市居民差，各项健康指标存在明显的城乡差别，并且有些数据显示这种健康差异还在继续扩大。

而我国的农村合作医疗制度，尽管经过几个阶段的起起伏伏，但随着制度的不断全面推进，尤其是自2003年开始逐步在我国推行的新型农村合作医疗制度在缓解农民因病致贫和因病返贫方面发挥了重要作用。但就农村劳动力的转移而言，新型农村合作医疗制度一方面提高了参与新农合农民的福利保障水平，增加了农村劳动人力资本积累。另一方面，由于对农民的参与和就医过程存在地域限制，对于异地参与就医设置了种种限制，这种关于异地缴费和就诊的规定无形中增加了其在城镇看病的机会成本和间接经济负担，使得一部分农村剩余劳动力不得不滞留在其户籍所在地的农村地区，这就在一定程度上阻碍了农村劳动力的非农就业。

# 第四章
## 理论模型与健康测量

本章首先对理论框架进行构建，进而提出后续实证章节部分的理论模型。其次对 CHNS 数据中的农村劳动力样本的健康状况进行统计描述，然后对以健康自评为主要健康指标的各个健康之间的相互关系进行统计分析。最后，提出本文实证部分使用的健康指标的构建方法。

### 一、理论分析框架构建

根据已有的理论研究，与其他国家一样，我国农村劳动力对非农就业的参与也是通过来自自非农部门的拉力、农业部门的推力形成的，另外，供给和需求之间的实现的方式，主要是政策、制度等方面的因素。因此，我国农村劳动力的非农就业参与，是在推力、拉力以及转移路径共同作用下形成的。而在这其中，健康人力资本因素对农村劳动力非农就业过程中发挥着重要的作用。

　　本文的理论框架构建主要借鉴 Grossman 的健康人力资本理论和健康函数模型以及健康经济学（樊明，2002）中相关的模型成果。农村劳动力的非农就业收入是由非农就业市场中的厂商决定的，按照传统的完全竞争条件下厂商追求利润最大化的假定，则有：

$$\max \quad \pi = PQ[k, n(H)] - vk - wn（H） \qquad （3-1）$$

　　其中，$\pi$ 为厂商利润；k 为资本；n 表示非农就业的劳动；P 表示产品的价格；Q 为产量；v 表示资本的价格；w 为工资率。

　　n 被设定为健康状况 H 的函数 n（H），健康生产函数为：

$$H = h(Z, r; e) \qquad （3-2）$$

　　公式（3-2）中，h 为健康的生产函数；Z 为用生产健康的营养等市场产品；r 为生产健康的时间；e 为该健康生产函数的参数，如果 e 下降则意味着出现疾病等身体方面的健康问题，就意味着 h 健康生产函数的下降。

　　因为非农就业市场中的厂商需要农村劳动力能够提供有效的工作时间，当其健康状况下降时，厂商会减少对其的需求。

　　根据求极大值的一阶条件有：

$$\frac{\partial \pi}{\partial k} = \frac{\partial Q}{\partial k} - v = 0 \qquad （3-3）$$

$$\frac{\partial \pi}{\partial n} = \frac{\partial Q}{\partial (H)} - w = 0 \qquad （3-4）$$

从公式（3-4）可得：

$$w = \frac{\partial Q}{\partial (H)} = MPL(H) \qquad （3-5）$$

在公式（3-5）中，MPL(H) 为劳动的边际产品，也就是关于健康 H 的函数。如果当农村劳动力的健康状况下降时，其边际产品就会减少，则：

$$\frac{\partial w}{\partial e} = \frac{\partial MPL(H)}{\partial H} \cdot \frac{\partial H}{\partial e} > 0 \qquad （3-6）$$

$\partial w / \partial e > 0$ 表示当农村劳动力的健康状况好转时，边际生产力会提高，其相应的工资水平也会提高；或者当农村劳动力的健康状况下降时，其边际生产力会下降，其非农就业收入也会随之下降。

总之，经过自身的调整与适应，由于健康不良引起的边际生产力的下降，健康状况的下降会使农村劳动力的非农就业收入或早或晚的出现下降。尤其是市场经济条件下，非农就业市场中的厂商不会长期支付工资给边际生产率低于其工资率的工人。非农就业时间也会受到这种劳动需求变化的影响，一个健康不良的人通常会受到身体的限制而不得不减少其有限工作的时间。如果其从事的计件工作，那么健康状况的下降会导致其非农收入的立刻下降。在这种情况下，健康不良的农村劳动力从事非农就业，厂商会根据其健康状况的好坏来决定对其工作时间的需求。同时，由于现在适合其健康状况的工作也相对较少，健康不良的农村劳动力在寻找非农就业工作中的难度也相对加大，寻找工作的成本也将上升，这也将减弱其对非农就业的参与。

当健康状况下降时，农村劳动力会对健康状况的变化做出相应的调整。假定其在个人的预算约束条件下要实现效应的最大化，那么效用函数就可以表示如下：

$$U = U(G) \qquad （3-7）$$

公式（3-7）中，G 为各种商品，既包括从市场上直接购买的 Gm，也包括农村劳动力家庭生产的各种农产品 Gh，如粮食、蔬菜等，家庭的生产函数为：

$$G_h = g(t) \qquad （3-8）$$

其中，g 为农村劳动力的家庭生产函数，t 表示从事家庭农业生产的时间。由于家庭农业生产边际效率递减，即 $g'(t) > 0$，$g''(t) < 0$。

$$Gm = wn \qquad （3-9）$$

其中，w 为非农就业工资水平。

预算的时间约束可以表示为：

$$T = n + t \qquad （3-10）$$

公式（3-10）中 T 为总的工作时间，n 为农村劳动力用于非农就业的时间，t 为用于家庭农业生产的时间。

在此基础上，总的效用函数就为：

$$U=U\left[w\left(T\text{-}t\right)+gct\right] \qquad （3-11）$$

在一阶条件下，

$$\frac{\partial U}{\partial t}=\frac{\partial U}{\partial g}(-w+\frac{\partial g}{\partial t})=0 \qquad （3-12）$$

$$\frac{\partial g}{\partial t}=w \qquad （3-13）$$

对公式（3-13）进行二阶求导：

$$\frac{\partial^2 g}{\partial t^2}\frac{\partial t}{\partial w}=1 \qquad （3-14）$$

再由公式（3-14）得：

$$\frac{\partial t}{\partial w}=1\bigg/\frac{\partial^2 g}{\partial t^2}<0 \qquad （3-15）$$

由于家庭生产函数 $g''(t)<0$，因此 $\frac{\partial t}{\partial w}<0$

然后对于 $G_m=w$ ，$n=T-t$ 进行复合导数求导，得：

$$\frac{\partial n}{\partial w}=\frac{\partial n}{\partial t}\bullet\frac{\partial t}{\partial w} \qquad （3-16）$$

对 $n = T - t$ 的一阶条件可知：

$$\frac{\partial n}{\partial t} < 0$$

同时，由公式（3-15）可知 $\frac{\partial t}{\partial w} < 0$，因此可知：

$$\frac{\partial n}{\partial w} > 0 \qquad\qquad （3-17）$$

通过公式（3-6）的结果，以及公式（3-17）的结果：对于农村劳动力而言，良好的健康状况就意味着在非农就业市场中更高的工资收入，而较高的非农就业收入会使农村劳动力投入更多的非农就业时间，即可得公式（3-18），这也就意味着良好的健康状况意味着更长的非农就业时间。

$$\frac{\partial n}{\partial e} > 0 \qquad\qquad （3-18）$$

对于以上结果，可从分析图4-1进一步的理解关于农村劳动力在受健康状况影响时的非农就业参与、非农就业时间、非农就业收入的关系。图中 Gh 曲线表示农村劳动力家庭农业生产曲线。

当农村劳动力的健康状况较好时，其会选择完全的非农就业，此时由非农就业市场决定的非农就业收入为 W1，相应的非农就业时间就为整个的劳动时间 oc。

当健康状况出现下降时，农村劳动力会根据其自身的健康状况作出相应的反应，此时由市场决定的非农就业收入由 w1 下降至 w2，非农就业时间由 oc 减少为 ac；当健康状况出现进一步下降时，非农就业收入由 w1 继续下降至 w3，非农就业时间由 oc 减少为 bc。

当健康状况进一步出现下降时，农村劳动力的非农就业收入下降至 w4，此时的非农就业时间为 0，农村劳动力完全退出非农就业市场。

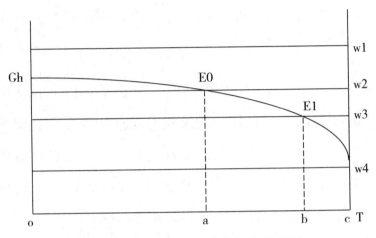

图 4-1　健康状况对非农就业的影响

从农村劳动力自身看，身体状况下降的人会主动地调整其非农就业供给，包括非农就业参与、非农就业时间，甚至是退出非农就业市场从而以适应下降了的健康状况。当健康状况下降时，农村劳动力个人将会增加用于家庭农业生产的时间，用于非农就业的时间将会减少，甚至从非农就业市场中退出。同时，由于健康状况的下降，由市场决定的非农就业收入将会下降。

## 二、健康现状统计描述

农村卫生保健投资能够促进农村劳动力健康人力资本的积累，增强其劳动效率和人力资本质量，有助于其在非农劳动力市场上实现就业。本文所使用的是 2006 年的 CHNS 数据，利用主观健康指标健康自评和一系列的客观指标来反映农村劳动力的健康状况。健康自评来自问卷中对一般健康状况的询问，即与同龄人相比您觉得自己的健康状况怎么样？用来反映目前的健康状况，答案分别为：非常好、好、一般、差四个级别，对应于此题的答案本文分别为健康自评的回答赋值：非常好 =1，好 =2，一般 =3，差 =4。图 4-2 显示不同性别以及整体的健康自评情况的对比。统计结果显示，从整体情况看，14.32% 接受调查者的健康状况为"非常好"，53.21% 的为"好"，"一般"和"差"的分别为27.7% 和4.87%。男性农村劳动力同女性相比较，男性的健康自评状况较好，回答健康自评为"非常好"的男性为17.72%，而女性为11.14%；回答为"好"的男性比例也高于女性；而在"一般"的回答中女性略高于男性；回答为"差"的女性比例则高于男性。从健康自评状况看，男性的健康自评状况优于女性。

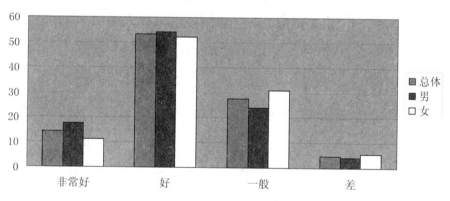

图 4-2　健康自评状况分布

客观指标本文选取了一系列的与疾病、功能受限、体测、保健服务方面有关的指标，具体包括指标及变量定义见下表4-2。

表 4-1　体测、疾病史及保健变量

| 过去四周是否生过病或受过伤？是否患有慢性病或急性病 | 如果有等于；否则为 |
|---|---|
| 是否有过高血压的诊断 | 如果有等于；否则为 |
| 是否有过糖尿病的诊断 | 如果有等于；否则为 |
| 是否有过中风的诊断 | 如果有等于；否则为 |
| 是否过心肌梗死的诊断 | 如果有等于；否则为 |
| 甲状腺肿是否肿大 | 如果有等于；否则为 |
| 是否有过骨折 | 如果有等于；否则为 |
| BMI | 正常，不正常（偏瘦、超重和肥胖） |
| 过去四周有没有接受过任何一种保健服务 | 如果有等于；否则为 |

其中，身高及体质指数（Body Mass Index，BMI），具体计算公式为：$BMI = w/l^2$ 其中为被调查者的体重（公斤），为身高（米），不仅是目前国际上常用的衡量人体胖瘦程度的指标，也是用来衡量一个人是否健康的重要标准。是一个中立而可靠的指标，主要用于比较分析一个人的体重对于不同高度的人所带来的健康影响。身高作为健康人力资本的一个重要指标（Schultz，2002），可以从中反映出个人在青少年期间的营养、卫生保健等方面的情况，代表了家庭和社会对于健康人力资本的一种投资，表明了个人长期的营养健康状况。从目前已有的一些关于实证结果看，在发达国家以及部分发展中国家身高对劳动者的劳动收入存在显著的正向相关关系。国内的相关研究

也证明（高文书，2009），我国劳动者的工资收入受身高影响显著，在控制了其他相关的影响因素的前提下，男性身高每增加，其相应的小时工资会增加，而女性受影响程度更大，小时工资会增加。但身高更多的反映的是长期的健康状况，尤其是一个人在年幼时摄入营养的状况。而在中短期情况下，一个人的体重却可以发生较大的变化，因此必须同时考虑身高、体重的情况，这样才能构建反映身体健康程度的指标。作为一个由身体和体重共同构造的综合指数，可以根据时间变化而不断发生变化，并且受测量误差影响较小，因此被广泛地应用于有关健康研究中。但是对于健康的影响并不是线性相关的，也就是说值越大并不代表其健康程度越好（刘生龙，2008）。一般情况下 BMI 的极大值（大于30）或极小值（小于20）都会提高提高发病和死亡的风险（Waaler，1984；Fogel，1994）。根据我国肥胖问题工作组2002年对中国人群有关数据的汇总分析报告，BMI<18.5 为消瘦体形，18.5 ≤ BMI ≤ 24 为正常体形，24<BMI<28 为超重体形，BMI ≥ 28 为肥胖体形。因此，本文对 BMI 采用二项式，除了 BMI 外还加入了 BMI 的平方来项来观察 BMI 对非农收入呈现的倒"U"型的影响。另外，虽然 BMI 同时将身高和体重纳入健康的衡量当中，BMI 的值也受到身高的影响，但这并不代表可以从中观测到身高对的影响（张车伟，2003）。

其余指标则依照问卷中有关于预防卫生保健、目前健康状况、疾病史等方面的问题，如：在过去四周中，您有没有接受过任何一种保健服务（如健康检查、视力检查、查血、高血压普查、肿瘤普查等）？过去的四周中，你是否生过病或受过伤？是否患有慢性病或急性病？医生给你下过高血压的诊断吗？你有过骨折吗？医生给你下过心肌梗死的诊断吗？医生给你下过糖尿病的诊断吗医生给你下过中风的诊断吗等。

表 4-2　体测、疾病史及保健变量量

| | 总体 | 男性 | 女性 |
|---|---|---|---|
| 无 | 99.92 | 100.00 | 99.85 |
| 甲状腺肿大 | 0.08 | 0.00 | 0.15 |
| 无 | 5.00 | 5.51 | 4.55 |
| 高血压 | 95.00 | 94.49 | 95.45 |
| 无 | 0.51 | 0.56 | 0.46 |
| 糖尿病 | 99.49 | 99.44 | 99.54 |
| 无 | 0.39 | 0.64 | 0.18 |
| 中风 | 99.61 | 99.36 | 99.82 |
| 无 | 2.58 | 3.51 | 1.76 |
| 骨折 | 97.42 | 96.49 | 98.24 |
| 无 | 99.74 | 99.80 | 99.68 |
| 心肌梗死 | 0.26 | 0.20 | 0.32 |
| 接受保健服务 | 2.00 | 1.80 | 1.97 |
| 无 | 98.00 | 98.20 | 98.03 |
| 生病或受伤 | 8.68 | 7.10 | 10.08 |
| 无 | 91.32 | 92.90 | 89.92 |
| BMI 正常 | 54.71 | 53.83 | 55.48 |
| 否 | 45.29 | 46.17 | 44.52 |

## 三、健康指标的构建

### （一）健康的内生性问题

研究健康对于农村劳动力非农就业的影响，健康变量的内生性问题是一个必须考虑的问题。健康变量的内生性问题在理论上存在三种可能性：首先，由于健康变量的度量是多维度，包含各种不同健康方面的测量，并且各个健康测量指标存在相互关联的作用。这就造成了如果选定一个健康指标作为衡量健康的标准，就会出现遗漏其他健康指标的情况，从而引起健康的内生性问题。其次，是对于健康的测量误差，尤其是对于一些主观健康指标的测量，往往存在受主观影响而造成误差，由此引起内生性问题。最后，就是健康与非农就业之间存在的相互影响的作用，如受访问者处于就业状态时，就可能会夸大自己健康状况的良好程度，而处于非就业状态时，就有可能夸大自己的健康的不良程度。这也会引起健康的内生性问题。

而解决健康变量内生性问题最常用也是最为有效的办法是使用工具变量，但要找到一个合适的工具变量却存在较大的难度。从以往的研究看，使用的较多的工具变量包括生活环境因素（清洁饮用水、居住情况等）、医疗卫生设施情况（距离医疗机构的距离、医疗机构设施配备等）、食物价格（物价指数）等等。但目前很难从CHNS的调查数据找到较为适用的工具变量。

考虑到健康变量无法直接观测以及多维的特点，本文选择采用通过代理变量的方法来替代的方法，最大限度地减少内生性造成的参数估计不一致问题。具体通过主观健康自评与客观体测相结合的方法，以全面反映其健康状况。通过多维度的健康指标的选择，构建健康自评模型函数来拟合反映健康状况的具体值，从而有效地避免因遗漏造成的内生性问题。

## （二）健康指标构建

健康指标存在多维性，如前文综述存在健康自评、身高、体重、BMI、各种疾病情况等等，健康度量的复杂性和困难性已经得到广泛认同。为了正确评价农村劳动力健康对于非农就业的影响，根据 CHNS 数据中有关于个人健康状况的调查信息，在已有相关文献研究的基础上，本文构建健康指标的方法为：（1）采用主观健康自评与客观健康体测相结合的方法；（2）客观健康体测包括客观确定的某些疾病症状和功能受限；（3）所有健康指标体现综合性，包括个人健康的一般状况，同时还将全面考虑和综合相当范围内的疾病症状、功能受限、保健服务等方面的信息。

主观健康指标选择的是在相关研究中使用最为广泛的健康自评，健康自评是一种常用的衡量健康状况的变量，但由于健康自评是建立在主观评价的基础上，健康自评会受到测量误差的影响，而这种影响是由个体的异质性引起的。也就是说，当面临一定范围的选项值时，拥有同样健康状况的人可能会有不同的健康自评值。其次，因为健康可能会直接影响就业状况，这里就存在劳动与健康之间的同步性，参与就业的个体可能会夸大自身的健康状况，而没有参与就业的人则会低估自己的健康状况。最后，个体有可能会刻意对自己健康状态做出不正确的自评，从而为自己为什么脱离劳动力市场辩解，或是通过这种方法来获得社会保障福利。在中国健康与营养调查（CHNS）设计了一系列涉及个人健康的问题，其中的健康自评的回答赋值：非常好 =1，好 =2，一般 =3，差 =4。

因此，为了克服健康自评这种在测量过程中的误差，本文采用了一种潜在健康存量的变量。基于一些最初的研究（stern，1989；bound，1991），以及其后的一系列的研究，本文构建了健康自评模型函数，使用更详细的衡量身体健康（包括身体功能受限、健康客观测量等）来定义一个潜在的健康存量。然后，使用健康存量的预测值来作为健康变量在非农就业时间的持续期模型中。这一过程的实质就是使用一系列的特定的健康标准来作为工具变量，从而消除健康自评的内生性以及潜在的测量误差。

考虑到健康状况 hiR 会影响农村劳动力非农就业时间，Zi 为一系列与健康自评有关的健康的客观测量的函数，则有

$$h_i^R = z_i \beta + \varepsilon_i \qquad\qquad i=1，2，3，\cdots，n \qquad（1）$$

式（1）中的 $\varepsilon_i$ 是与 $z_i$ 不相关的时变误差。由于不能直接观测到健康状况 $h_i^R$，但可以观察到健康自评 $h_i^S$，设定 $h_i^S$ 潜在对应为 $h_i^*$，则有

$$h_i^* = h_i^R + \eta_i \qquad i=1，2，3，\cdots，n \qquad (2)$$

式（2）中 $\eta_i$ 为从 $h_i^*$ 到 $h_i^R$ 映射中的误差，并且与 $h_i^R$ 不相关。把式（1）带入式（2）可得：

$$h_i^* = z_i\beta + \varepsilon_i + \eta_i = z_i\beta + \gamma_i \qquad i=1，2，3，\cdots，n \qquad （3）$$

在公式（3）中，使用 $h_i^*$ 的预测值来作为健康存量，从而避免直接使用 $h_i^*$ 所带来的测量误差。假设 $\gamma_i$ 符合正态分布，则公式（3）可以使用极大似然的序数 Probit 模型计算，预测值则可以作为健康存量。

表 4-3　体测、疾病史及保健变量描述性统计

| 变量 | 均值 | 方差 | 最小值 | 最大值 |
|---|---|---|---|---|
| 健康自评 | 2.262156 | 0.757394 | 1 | 4 |
| 甲状腺肿是否大 | 0.00094 | 0.030643 | 0 | 1 |
| 是否有过高血压的诊断 | 0.053794 | 0.225637 | 0 | 1 |
| 是否有过糖尿病的诊断 | 0.004698 | 0.06839 | 0 | 1 |
| 是否有过中风的诊断 | 0.004463 | 0.066666 | 0 | 1 |
| 是否有过骨折 | 0.023491 | 0.151474 | 0 | 1 |
| 是否过心肌梗死的诊断 | 0.003289 | 0.05726 | 0 | 1 |
| 过去四周有没有接受过任何一种保健服务 | 0.017383 | 0.13071 | 0 | 1 |
| 过去四周是否生过病或受过伤、是否患有慢性病或急性病 | 0.092553 | 0.28984 | 0 | 1 |
| BMI 是否正常 | 0.552972 | 0.497245 | 0 | 1 |

表4-3报告了自评健康与健康存量模型中其他各项体测的交叉关系，问卷中问及的各项体测、疾病史及保健变量在样本人群中的分布，以及有无该项症状的样本与健康自评的回答分布百分比。比如：曾诊断有高血压的229个样本5.24%健康自评为非常好，超过30%的认为自身健康好，有超过40%的人认为自身健康一般。诊断有甲状腺肿大、糖尿病、中风、心肌梗死的样本无人认为自己健康状况非常好。诊断有心肌梗死、中风、糖尿病的样本则有近半数认为自身健康状况差。从表4-3中可看出，健康自评与大部分体测、疾病史及保健变量相关度高。

表4-4　健康存量模型中健康自评与体侧特征的交叉关系

| | | 健康自评 | | | |
| --- | --- | --- | --- | --- | --- |
| | | 非常好 | 好 | 一般 | 差 |
| 甲状腺 | 无 | 0.1347 | 0.5243 | 0.2857 | 0.0553 |
| | 有 | 0 | 0.25 | 0.5 | 0.25 |
| 高血压的诊断 | 无 | 0.1393 | 0.5348 | 0.2783 | 0.0477 |
| | 有 | 0.0524 | 0.3362 | 0.4192 | 0.1921 |
| 糖尿病的诊断 | 无 | 0.1352 | 0.5254 | 0.2856 | 0.0538 |
| | 有 | 0 | 0.25 | 0.35 | 0.4 |
| 中风的诊断 | 无 | 0.1352 | 0.526 | 0.2855 | 0.0533 |
| | 有 | 0 | 0.1053 | 0.3684 | 0.5263 |
| 骨折 | 无 | 0.1359 | 0.5273 | 0.2836 | 0.0532 |
| | 有 | 0.08 | 0.39 | 0.38 | 0.15 |
| 心肌梗死的诊断 | 无 | 0.135 | 0.5256 | 0.2852 | 0.0542 |

续表

| | | 健康自评 | | | |
|---|---|---|---|---|---|
| | | 非常好 | 好 | 一般 | 差 |
| 过去四周接受过任保健服务 | 有 | 0 | 0.0714 | 0.5 | 0.4286 |
| | 无 | 0.1329 | 0.5276 | 0.2869 | 0.0526 |
| 过去四周生过病或受过伤 | 有 | 0.2297 | 0.3243 | 0.2297 | 0.2162 |
| | 无 | 0.146 | 0.5516 | 0.27 | 0.0324 |
| BMI | 不正常 | 0.0228 | 0.2538 | 0.4416 | 0.2817 |
| | 不正常 | 0.1419 | 0.5187 | 0.2827 | 0.0568 |
| | 正常 | 0.1287 | 0.5285 | 0.2884 | 0.0544 |

　　健康冲击被定义为在一段时间内健康存量或是健康人力资本的突然恶化。已有的一些实证研究证明，健康冲击会降低劳动参与和退休年龄（Riphahn，1999；Lindeboom，2006）。健康冲击变量的引入，便于研究健康的逐渐恶化或是受到健康冲进（突然的恶化）对于就业状态的影响。同时，确定的健康风险冲击提供了一个方便的方法，以消除潜在的内生性偏差所造成的影响。

　　为此，除了构建健康存量外，本文还制定了健康冲击来衡量个人的健康的逐渐恶化的变量。这种冲击通过时间的推移来消除健康偏差，从而消除了个人的作用。健康冲击变量，首先，根据2004年和2006年CHNS数据中关于健康自评的值

（非常好 =1. 好 =2. 一般 =3. 差 =4）做差，如果相对于2004年，2006年的健康自评保持不变或变好为0，降低一个层次为1，降低两个及以上层次为2，以此来反映一个较为长期的健康冲击。其次，使用问卷中的问题"过去三个月里，你有无因患病而影响日常生活和工作"，构建一个二分变量，以此来反映短期健康冲击。

## 四、本章小结

本章构建了实证章节的理论模型，通过理论模型描述农村劳动在非农就业过程中受健康的影响，并讨论了当健康状况下降时农村劳动力自身所做出的反映与调整。根据以上的理论和假设，本文做出判断，当农村劳动力的健康状况下降时，则非农就业市场会减少对其的非农就业收入，同时，其自身也会减少在非农就业市场的时间，而是将更多的时间用于农村家庭农业生产中。这样本文的实证部分就可以展开为：健康状况下降将会导致非农就业参与的下降；在非农就业时间也将下降；健康状况下降将会导致非农就业收入的下降。

在统计描述分析数据中农村人口健康整体现状的基础上，本章构建了综合衡量个体健康状况的健康存量，以及反映健康状况在一定时间内出现下降的短期健康冲击和长期健康冲击。通过构建健康自评模型函数，使用更详细的衡量身体健康（包括身体功能受限、健康客观测量等）来定义一个潜在的健康存量。然后，使用健康存量的预测值来作为健康变量在非农就业时间的持续期模型中，以此来消除健康自评的内生性以及潜在的测量误差。健康冲击则为研究健康状况下降对非农就业的影响提供了一个方便的方法，这种冲击通过时间的推移来消除健康度量方面偏差。健康存量、健康冲击将作为度量健康的指标用于后续的实证研究部分。

# 第五章

# 健康对农村劳动力非农就业参与的影响

对人力资本与非农就业的关注由来已久。其中，教育对非农就业的影响已经得到普遍证实，而健康这一人力资本的重要组成部分也在近年逐渐为研究者所关注（魏众，2004；刘生龙，2008；王一兵，2009；崔智敏，2010），并且都证明了健康对非农就业的参与及收入有显著的正影响。在国外的相关文献中，健康对劳动参与率影响的研究在健康与劳动力关系研究中相对较多，主要是探讨健康对劳动力供给（labour supply）或劳动力参与（labour force participation）的影响。研究的基本结论是：健康对劳动参与成正相关关系，健康可以使得人在体力、脑力或者认知能力上都更加充沛强壮，能够工作更长的时间（Bound，1991；Pelkowskietal，2004；Gameren，2008等）。随着相关研究的深入，健康与劳动参与的影响很清楚，但两者之间的因果关系却较为复杂（Strauss，1998），健康状况可以影响劳动参与，而劳动压力、不良的工作环境反过来又会影响着健康（Cai，2006），即健康与劳动参与之间存在着内生联系（Dwyer and Mitchell，1999；Wolff，2005；Cai，2006；Gameren，2008）。

目前解决内生性问题主要采用工具变量法（Ⅳ）。这类方法主要是应用工具变量控制内生性导致的选择性偏差（Dwyer，1999；Bound，1999；Campolieti，2002）。但当使用健康自评作为衡量健康的指标时，工具变量法本身并不能很好的解决内生性问题（Bound，1991）。因此，本章内容在上文的基础上，以健康存量和健康冲击作为衡量健康的指标，探讨健康存量以及健康状况发生下降的情况下，农村劳动力非农就业参与所受到的影响。

## 一、数据与模型设定

### （一）数据

本章使用的数据来自选取的是中国健康与营养调查2004年和2006年来自农村地区的样本数据（2009年的数据未完全公布，尤其是本文研究需要使用的有关健康自评的数据的缺失，因此选择使用2006年的数据），用这一期间的调查数据来探讨健康因素对农村劳动力非农就业过程中的影响。根据研究的需要，在农村劳动力样本中，选择18—60周岁的成年劳动力作为研究对象，并且同时参加了2004.2006的两次调查，最后有效的样本容量为4978个，其中男性2305个，女性2673个。

### （二）模型设定

本章研究健康对于农村劳动力非农就业参与的影响，在这里假定农村劳动力非农就业参与为健康、年龄、受教育程度、婚姻状况等的函数。由于非农就业参与是一个二元的离散变量，农村劳动力要么参与非农就业要么没有。因此，本文将利用 Probit 模型进行估计（赵耀辉，1997；都阳，1999；刘晓昀，2003；陈玉宇、邢春冰，2004；魏众，2004），本章的研究特点在于，不仅从整体上关注农村劳动力非农就业参与的决定因素，还特别对非农就业参与的性别差异、年龄差异的进行了关注。具体模型式如下：

$$p(Y=1\,|\,X) = G(X\beta + \varepsilon) = p(X)$$

其中是标准正态的累积分布函数，满足如下条件：

$$G(z) = \phi(z) = \int_{-\infty}^{z} \phi(v)\ dv$$

其中 $\phi(z)$ 为标准正态密度函数：$\phi(z) = (2\pi)^{-1/2} \exp(-z^2/2)$。被解释变量为非农就业参与，这是一个离散的二元变量，当个体参与非农就业时取值为1，没有参与时取值为0. 解释变量 X 是一个向量，包括健康状况、受教育程度、年龄、婚姻状况等变量。同时，为了检验实证结果的稳定性，在以使用 Probit 模型为主的基础上，本章还使用了 Logit 模型进行分析。

## 二、变量选择与描述性分析

### （一）变量选择

表5-1中列出了 Probit 模型中所有变量和定义。这些变量主要是一些涉及个人特征、家庭特征的变量，包括：年龄、婚姻状况、受教育程度、家庭财产情况，这些变量对个人健康状况和非农就业参与都会产生影响。

表5 量及定义

| 变量 | 定义 |
| --- | --- |
| 非农就业 | 非农业 =1，农业 =0 |
| 健康存量 | 基于健康自评的预测值 |
| 短期健康冲击 | 是 =1，否 =0 |
| 长期健康冲击 | 是 =1，否 =0 |
| 年龄 | 实际年龄 |
| 年龄平方 | |
| 婚姻状况 | 1= 在婚，0= 未婚及其他 |
| 受教育程度 | 小学毕业 =1，初中毕业 =2，高中毕业 =3，中等技术学院、职业学校毕业 =4，大专或大学毕业 =5，硕士及以上 =6 |
| 家庭财产情况 | 单位：万元 |
| 配偶是否非农 | 1= 是，0= 否 |
| 家庭中是否有 0-4 岁儿童 | 1= 是，0= 否 |
| 家庭中是否有 5-15 岁儿童 | 1= 是，0= 否 |

健康指标为前文基于 Probit 模型计算的健康存量预测以及反映健康程度下降的健康冲击变量。

对于非农就业参与的定义，根据问卷中的就业情况，再结合职业类型进行区分。其中，个体的职业类型共分为13类，第5类为农民、渔民和猎人，其余12类均为非农职业，非农就业参与虚拟变量的构造为：农业 =0，非农业 =1。

年龄，健康状况会随着年龄的增长而恶化（Kenkel，1995），从而影响到劳动参与。此外，年龄在一定程度上反映了工作经验。Mincer（1974）在他的研究中，最早的以年龄减去受教育时间和学龄前时间从而计算出工作经验，这也为以后人力资本的相关研究提供了工作思路。因此，本文将年龄作为经验的直接代表。

受教育程度，教育可以通过加强改善个人对健康相关知识的认识而提高健康程度，而教育作为人力资本之一更是对就业能够产生巨大影响。在 CHNS 数据中设计教育程度的有两个问题"你在正规学校里受过几年正规教育"和"最高受教育程度是什么"，与之相对应的调查结果有两种：一是以学历为代表，即如小学、初中、中等技术学院、职业学校毕业、大专或大学毕业等。二是受教育年限，在 CHNS 调查数据中没上过学 =00、1年小学 =11.2年小学 =12.1年初中 =21.1年高中 =24.1年中等技术学校 =27. 大学1年 =31 等。本文选择了在相关研究使用最多的学历的调查。

婚姻状态，根据 CHNS 中的"你目前的婚姻状况"，已婚表示目前为在婚状态，未婚为从未结婚，离婚为已离婚、分居或丧偶。

家庭负担情况，主要以抚养作为代表，家庭中孩子的情况可以反映农村劳动力的负担情况，这会对其是否参与非农就业产生影响。而针对孩子年龄的不同以及对于父母依赖程度的不同，本文将家庭中孩子的情况设定为家庭中是否有0-4岁儿童以及家庭中是否有5-15岁儿童。

家庭财产情况，是个人社会经济地位的一种综合体现，在CHNS数据中包括家庭中家用电器、交通工具、农业机械等的总和。

配偶是否非农，反映了在非农就业工作配偶的带动作用，从国内的非农就业情况看，夫妻双方中一方非农就业往往会带动另外一方也从事非农工作。

本章使用的数据来自中国健康与营养调查（China Health and Nutrition Survey，CHNS）的入户调查和社区调查数据。选取2006年来自农村地区的样本数据，根据研究的需要，在农村劳动力样本中，选择18—60周岁的成年劳动力作为研究对象，最后有效的样本容量为4978个。

表5-2给出了总体样本以及不同性别分组中相关变量的统计描述。统计结果显示，在两个不同性别分组中，男性非农就业均值明显高于总体样本更高于女性，体现在配偶是否非农方面也是如此，女性配偶的非农就业相对于男性更好一些。而健康存量方面，从总体看差异不大，男性健康存量状况率高于女性，

而在健康冲击方面，男女性别之间的差异也较小。受教育程度体现出较为明显的性别差异，男性受教育程度要优于女性。

表5-2　不同性别变量统计描述

| | 总体 | | 男性 | | 女性 | |
|---|---|---|---|---|---|---|
| | 平均值 | 标准差 | 平均值 | 标准差 | 平均值 | 标准差 |
| 非农就业参与 | 0.32 | 0.47 | 0.42 | 0.49 | 0.23 | 0.42 |
| 健康存量 | 0.15 | 0.05 | 0.15 | 0.04 | 0.14 | 0.05 |
| 短期健康冲击 | 0.05 | 0.22 | 0.04 | 0.20 | 0.05 | 0.22 |
| 长期健康冲击 | 0.23 | 0.49 | 0.23 | 0.50 | 0.22 | 0.48 |
| 年龄 | 42.81 | 10.50 | 42.86 | 10.79 | 42.76 | 10.24 |
| 年龄平方 | 1942.81 | 866.36 | 1953.64 | 886.68 | 1933.25 | 848.04 |
| 婚姻状况 | 0.93 | 0.26 | 0.90 | 0.30 | 0.95 | 0.21 |
| 受教育程度 | 1.89 | 1.01 | 2.08 | 1.05 | 1.73 | 0.94 |
| 家庭财产 | 1.29 | 3.65 | 1.34 | 3.90 | 1.24 | 3.43 |
| 配偶是否非农 | 0.32 | 0.47 | 0.27 | 0.44 | 0.37 | 0.48 |
| 家庭中是否有岁儿童 | 0.09 | 0.29 | 0.09 | 0.28 | 0.09 | 0.29 |
| 家庭中是否有岁儿童 | 0.23 | 0.42 | 0.21 | 0.41 | 0.25 | 0.43 |
| 观察值 | 4978 | | 2305 | | 2673 | |

除了对比男女在非农就业参与中的不同外，考虑到我国"老龄化"进程的加快，未来农村劳动力供给中老年劳动力所占的比重会不断上升。而健康状况会随着年龄的增长而不断发

生变化，从而影响到非农就业，为此本文对所有样本进行年龄分组（年龄划分标注依据联合国世界卫生组织对年龄的划分标准做出了新的规定，44岁以下为青年，45岁至59岁为中年人。本文各章均按此标准进行分组。），将18—44岁的农村劳动力分为一组，再将45岁及以上的农村劳动力分为另一组，分别估计健康对这两组农村劳动力非农就业参与的影响，然后再进行比较。表5-3给出了不同年龄组相关变量的统计描述。统计结果显示，在两个不同的年龄组中，青年组的非农就业均值明显高于中年组并且高于总体样本均值。健康存量方面，不同组间以及整体之间差别不大，但在受健康冲击方面，中年组的均值明显高于青年组。受教育程度方面，青年组也优于中年组，也很少有中年组家庭里有低于5岁的儿童。在配偶是否非农方面，青年组也是明显地高于中年组，这体现出年轻农村劳动力更倾向于从事非农就业的现状。

表5-3　不同年龄组变量统计描述

|  | 总体 | | 18—44 岁 | | 45 岁及以上 | |
|---|---|---|---|---|---|---|
|  | 平均值 | 标准差 | 平均值 | 标准差 | 平均值 | 标准差 |
| 非农就业参与 | 0.32 | 0.47 | 0.39 | 0.49 | 0.22 | 0.42 |
| 健康存量 | 0.15 | 0.05 | 0.15 | 0.04 | 0.14 | 0.05 |
| 短期健康冲击 | 0.05 | 0.22 | 0.04 | 0.18 | 0.07 | 0.25 |
| 长期健康冲击 | 0.23 | 0.49 | 0.21 | 0.48 | 0.25 | 0.50 |
| 年龄 | 42.81 | 10.50 | 35.26 | 7.21 | 52.57 | 4.05 |

|  | 总体 | | 18—44 岁 | | 45 岁及以上 | |
| --- | --- | --- | --- | --- | --- | --- |
|  | 平均值 | 标准差 | 平均值 | 标准差 | 平均值 | 标准差 |
| 年龄平方 | 1942.81 | 866.36 | 1295.02 | 475.67 | 2780.49 | 429.06 |
| 婚姻状况 | 0.93 | 0.26 | 0.88 | 0.33 | 0.99 | 0.09 |
| 受教育程度 | 1.89 | 1.01 | 2.11 | 1.04 | 1.61 | 0.89 |
| 家庭财产 | 1.29 | 3.65 | 1.48 | 4.14 | 1.04 | 2.88 |
| 配偶是否非农 | 0.32 | 0.47 | 0.40 | 0.49 | 0.22 | 0.41 |
| 家庭中是否有0–4 岁儿童 | 0.09 | 0.29 | 0.13 | 0.33 | 0.05 | 0.21 |
| 家庭中是否有5–15 岁儿童 | 0.23 | 0.42 | 0.36 | 0.48 | 0.06 | 0.24 |
| 观察值 | 4978 | | 2786 | | 2192 | |

## （二）描述性分析

而从整体的交互表分析看（表5-4），总体的非农就业参与率为31.84%。其中，男性非农就业参与为42.14%，女性为22.74%，男性非农就业参与明显高于女性；而从年龄分组看，18—44岁组的非农就业参与率（40.44%）明显高于45岁及以上组（23.34%）。从健康状况看，不同健康状况下不同分组之间的非农就业参与率差距较大，但无论总体、不同性别分组还是不同的年龄组，非农就业参与率都随着健康状况的提高而提高。例如，对于男性来说，随着健康自评状况的下降，其非农就业参与从42.46%下降到18.63%，女性从23.05%下降到9.49%。

表 5-4　不同健康自评状况下非农就业参与率（%）

| 非农就业参与率 | 健康自评状况 | | | | |
|---|---|---|---|---|---|
| | 非常好 | 好 | 一般 | 差 | 总体 |
| 总体 | 43.17 | 32.33 | 28.38 | 13.08 | 31.84 |
| 男性 | 52.03 | 42.46 | 38.10 | 18.63 | 42.14 |
| 女性 | 30.70 | 23.05 | 21.73 | 9.49 | 22.74 |
| 18—44 岁 | 44.41 | 38.54 | 39.90 | 17.02 | 39.26 |
| 45 岁及以上 | 39.36 | 22.69 | 20.09 | 10.84 | 22.23 |

　　再从是否遭遇健康冲击情况看（表5-5），当遭遇短期健康情况，也就是短期内健康下降情况下，总体样本中有12.26%样本继续从事非农就业，而没有遭受短期健康冲击的则有32.84%从事非农就业。而从分组情况看，当遭遇健康冲击时男性的非农就业参与率为21.82%，女性仅为5.3%，这说明女性更容易健康状况的影响降低非农就业参与，因为女性往往并不是家庭中收入的主要来源且工作相对不固定，当遭遇健康下降时，其更倾向于降低非农就业参与。从年龄分组看，中年组受健康冲击时非农就业率为10.97%，而青年组的为14.15%，这体现出青年组相对健康存量更好，当遭遇健康冲击时，相对于中年组的承受能力更强。此处，本文定义的长期健康冲击是在过去两年中，健康自评保持不变或变好为0，降低一个层次为1，降低两个及以上层次为2，以反映健康状况的下降对于非农就业参与的影响。从结果看，当健康状况下降时，无论是总体还

是两个分组，随着健康状况程度的下降，非农就业参与率也在不断地下降。从总体看，当健康状况不变或变好时，其非农就业参与率为33.47%，当降低一个层次时，非农就业参与降低至26.05%，当下降两个及以上层次时，非农就业参与率为20.63%。

表5-5  遭遇健康冲击下的非农就业参与率（%）

| 非农就业参与 | 短期健康冲击 | | 长期健康冲击 | | |
|---|---|---|---|---|---|
| | 是 | 否 | 降低两个及以上 | 降低一个层次 | 否 |
| 总体 | 12.26 | 32.84 | 20.63 | 26.05 | 33.47 |
| 男性 | 21.82 | 43.07 | 33.73 | 38.28 | 40.29 |
| 女性 | 5.30 | 23.72 | 6.49 | 15.50 | 24.82 |
| 一岁 | 14.15 | 40.18 | 28.09 | 33.41 | 400.76 |
| 岁及以上 | 10.97 | 23.03 | 11.27 | 18.37 | 23.06 |

## 三、实证结果分析

根据表5-6，从总体样本回归结果看，健康状况对非农就业参与有着显著影响。在其他条件相同的情况下，更好的健康存量能显著提高农村劳动力的非农就业参与，而短期健康冲击以及长期健康冲击，都会对农村劳动力的非农就业参与产生负向影响，也就是当遭遇健康状况下降时，农村劳动力会相应地根据自身健康状况做出的对非农就业市场劳动供给的调整。此外，年龄对于非农就业参与成正向影响，即随着年龄的增长，相关工作经验的积累，会促进农村劳动力非农就业参与的增加。家庭财产情况也与非农就业参与成正相关关系，这是由于家庭财产中很大一部分包括农机、生产设备等，这些都有利于农村劳动力摆脱传统农业的束缚，更多参与非农就业。配偶是否非农就业对于农村劳动力的非农就业影响也很显著，这说明了配偶非农就业对于非农就业起到的带动作用，一般而言，夫妻双方由一方从事非农就业就会具有一定的非农就业经验和就业信息，这就会降低另一方在非农就业过程中所面临的不确定性与风险，从而有更大的可能性从事非农就业。家庭中是否有0-4岁儿童以及家庭中是否有5-15岁儿童虽然对非农就业参与有着负向的影响，但从整体看这种影响并不显著。由于家庭中夫妻双方分工的不同，因此需要在性别分组的结果中做进一步的分析。同时，通过 Logit 模型回归的检验，将两个回归结果相比较，在各个变量的影响显著性并没有区别，从而验证了实证结果的稳定性。

表 5-6　健康对非农就业参与的影响（总体）

| | 非农就业参与 | | | |
| --- | --- | --- | --- | --- |
| | Probit | | Logit | |
| | 系数 | 标准误 | 系数 | 标准误 |
| 健康存量 | 1.431*** | −0.53 | 2.511*** | −0.946 |
| 短期健康冲击 | −0.289** | −0.128 | −0.531** | −0.237 |
| 长期健康冲击 | −0.113** | −0.0464 | −0.184** | −0.0819 |
| 年龄 | 0.0725*** | −0.0192 | 0.130*** | −0.0336 |

续表

| | 非农就业参与 | | | |
|---|---|---|---|---|
| | Probit | | Logit | |
| | 系数 | 标准误 | 系数 | 标准误 |
| 年龄平方/100 | −0.0952*** | −0.00023 | −0.172*** | −0.0004 |
| 婚姻状况 | −0.0218 | −0.121 | −0.0732 | −0.0412 |
| 受教育程度 | 0.407*** | −0.0231 | 0.705*** | −0.204 |
| 家庭财产 | 0.0240*** | −0.00566 | 0.0428*** | −0.0107 |
| 配偶是否非农 | 1.260*** | −0.0448 | 2.115*** | −0.0771 |
| 家庭中是否有0–4岁儿童 | −0.134 | −0.088 | −0.244 | −0.157 |
| 家庭中是否有5–15岁儿童 | −0.00726 | −0.0584 | −0.0183 | −0.102 |
| 常数项 | −3.194*** | −0.354 | −5.505*** | −0.617 |
| 观察值 | 4978 | | 4978 | |

注：*、**、*** 分别表示在10%、5%、1% 置信水平下显著。

表5-7展示了性别分组的回归结果，健康对于农村劳动力非农就业参与存在着显著的性别差异。对于男性而言，健康存量对于其非农就业参与的影响非常显著，较高的健康存量意味着更高的非农就业参与。但从短期健康冲击和长期健康冲击看，虽然这两个变量对于男性非农就业存在负向的影响，但这种影响并不显著。这可能是由于从家庭分工角度看，一般情况下男性都是家庭收入的主要来源，在遭遇健康状况下降或是意外疾病的情况下，男性依然坚持从事非农就业而不是轻易地放

弃。从工作性质来看，男性一般从事的都是相对较为稳定的工作，即使是在出现健康下降的情况，他们也不会随意的退出非农就业工作。而从年龄、受教育程度、家庭财产、配偶是否非农的影响情况看，男性劳动力受影响的情况和前文的有关于总体的情况的分析相近。家庭中是否有0-4岁儿童以及家庭中是否有5-15岁儿童虽然对男性非农就业参与有着负向的影响，但这种影响也并不显著。而从女性的实证结果看，健康存量对于女性非农就业呈正相关的关系，但这种影响并不显著。而从短期健康冲和长期健康冲击看，健康状况的下降会减低农村女性的非农就业参与，且影响非常显著。这点和男性不同，这表明受女性在家庭中分工的不同以及工作性质的不同的影响，当健康状况下降时，由于其更多的从事相对不稳定的服务类、加工类的工作，她们更倾向于降低非农就业参与而更多的从事家务劳动。年龄、受教育程度、配偶是否非农对女性非农就业参与也呈现出显著的正相关关系。家庭中是否有0-4岁儿童以及家庭中是否有5-15岁儿童对女性非农就业参与的影响不同，家庭中有0-4岁儿童会降低农村女性非农就业参与并且在10%置信水平下显著，这表明由于女性生育以及照顾儿童的需要，会因此而减少其非农就业参与。而随着家庭中子女年龄的增长，这种影响会减弱，当家庭中有5-15岁儿童时，虽然对农村女性非农就业参与依然为负向影响，但这种影响并不显著。

表 5-7 健康对非农就业参与的影响（性别分组）

| | 非农就业参与 | | | |
|---|---|---|---|---|
| | 男性 | | 女性 | |
| | Probit | Logit | Probit | Logit |
| 健康存量 | 2.094*** | 3.528** | 0.0100 | −0.190 |
| | (0.772) | (1.404) | (0.828) | (1.478) |
| 短期健康冲击 | −0.181 | −0.343 | −0.528** | −1.006** |
| | (0.172) | (0.316) | (0.236) | (0.459) |
| 长期健康冲击 | −0.0916 | −0.156 | −0.186** | −0.322** |
| | (0.0628) | (0.108) | (0.0834) | (0.151) |
| 年龄 | 0.0718*** | 0.125*** | 0.0922*** | 0.179*** |
| | (0.0268) | (0.0459) | (0.0333) | (0.0609) |
| 年龄平方/100 | −0.0968*** | −0.168*** | −0.135*** | −0.263*** |
| | (0.000311) | (0.000535) | (0.000402) | (0.000743) |
| 婚姻状况 | 0.590*** | 0.470*** | −0.490** | 0.637*** |
| | (0.164) | (0.0580) | (0.216) | (0.0662) |
| 受教育程度 | 0.266*** | 0.990*** | 0.373*** | −0.966** |
| | (0.0332) | (0.279) | (0.0368) | (0.382) |
| 家庭财产 | 0.0430*** | 0.0916*** | 0.0123 | 0.0217 |
| | (0.00924) | (0.0224) | (0.00813) | (0.0139) |
| 配偶是否非农 | 1.713*** | 2.930*** | 1.631*** | 2.984*** |
| | (0.0794) | (0.150) | (0.0747) | (0.151) |
| 家庭中是否有 0-4 岁儿童 | −0.130 | −0.212 | −0.244* | −0.484* |

续表

| | 非农就业参与 | | | |
|---|---|---|---|---|
| | 男性 | | 女性 | |
| | Probit | Logit | Probit | Logit |
| | (0.122) | (0.212) | (0.148) | (0.265) |
| 家庭中是否有5-15岁儿童 | −0.0398 | −0.0639 | −0.0330 | −0.0640 |
| | (0.0853) | (0.147) | (0.0919) | (0.164) |
| 常数项 | −3.215*** | −5.501*** | −3.204*** | −5.840*** |
| | (0.500) | (0.859) | (0.591) | (1.070) |
| 观察值 | 2305 | | 2673 | |

注：*、**、***分别表示在10%、5%、1%置信水平下显著，括号内为标准误。

健康对农村劳动力非农就业的影响除了有明显的性别差异外，不同年龄分组之间也存在着巨大的差异。从表5-8的结果看，青年组（18-45岁）健康存量对于农村劳动力非农就业存在正向影响但并不显著，而短期健康冲击、长期健康冲击存在负向影响，其中短期健康冲击在10%置信水平下显著，这表明在短期健康状况下降时会对青年组的非农就业参与产生影响，而从较长时间看，青年组可以较好恢复健康状况，从而减弱健康状况对于非农就业参与的影响。受教育程度、家庭财产、配偶是否非农对于青年组非农就业参与的影响依然显著，并且都具有正向的影响。家庭中是否有0-4岁儿童以及家庭中是否有5-15岁儿童对青年组非农就业参与的影响则不显著。中年组的情况与低年龄存在差异，健康存量对于中年组的非农就业参与有显著的正向影响，这表明较高的健康存量对于中年组实现非农就业至关重要，健康状况好的中年组的农村劳动力更容易非农就业。而从健康冲击看，短期健康冲击会减少其相应的非农就业参与率，但并不显著。而长期健康冲击在5%置信水平下显著，并对非农就业参与产生负向影响。这表明，相对于青年组，中年组由于年龄原因，健康状况恢复会相对较慢，从而对其非农就业产生影响。受教育程度、家庭财产、配偶是否非农。家庭中是否有0-4岁儿童以及家庭中是否有5-15岁儿童这些变量的影响，中年组与青年组差异不大。

表 5-8　健康对非农就业参与的影响（年龄分组）

| | 非农就业参与 | | | |
|---|---|---|---|---|
| | 18—44 岁 | | 45 岁及以上 | |
| | Probit | Logit | Probit | Logit |
| 健康存量 | 1.211 | 2.133 | 1.971*** | 3.549*** |
| | (0.786) | (1.372) | (0.712) | (1.300) |
| 短期健康冲击 | −0.369* | −0.641* | −0.226 | −0.428 |
| | (0.201) | (0.359) | (0.165) | (0.316) |
| 长期健康冲击 | −0.0738 | −0.118 | −0.151** | −0.257** |
| | (0.0622) | (0.108) | (0.0702) | (0.127) |
| 婚姻状况 | 0.114 | 0.703*** | 0.397 | 0.715*** |
| | (0.0953) | (0.0549) | (0.487) | (0.0624) |
| 受教育程度 | 0.403*** | 0.163 | 0.417*** | 0.604 |

续表

| | 非农就业参与 | | | |
|---|---|---|---|---|
| | 18—44 岁 | | 45 岁及以上 | |
| | Probit | Logit | Probit | Logit |
| | (0.0306) | (0.158) | (0.0356) | (0.879) |
| 家庭财产 | 0.0177*** | 0.0304** | 0.0346*** | 0.0585*** |
| | (0.00681) | (0.0130) | (0.00981) | (0.0171) |
| 配偶是否非农 | 1.460*** | 2.444*** | 0.988*** | 1.683*** |
| | (0.0574) | (0.1000) | (0.0720) | (0.123) |
| 家庭中是否有<br>0-4 岁儿童 | −0.131 | −0.238 | −0.401** | −0.724** |
| | (0.0905) | (0.162) | (0.192) | (0.366) |
| 家庭中是否有<br>5-15 岁儿童 | 0.0490 | 0.0786 | −0.189 | −0.312 |
| | (0.0641) | (0.113) | (0.154) | (0.279) |
| 常数项 | −2.071*** | −3.525*** | −2.412*** | −4.067*** |
| | (0.169) | (0.295) | (0.502) | (0.908) |
| 观察值 | 2786 | | 2192 | |

注：*、**、*** 分别表示在10%、5%、1% 置信水平下显著，括号内为标准误。

由于模型是非线性模型，表5-6.5-6.6-8中只能得出各个因素的影响方向，并不能计算出边际效应。表5-9展示了总体以及性别分组和年龄分组的边际影响结果。Probit 模型的估计结果表明，从总体看健康存量每增加一个计量单位，相应的农村劳动力非农就业参与就提高35.28%，而当遭遇短期健康冲击时，非农就业参与会降低7.13%，而当遭遇长期健康冲击时，健康状况每下降一个层次，相应的非农就业参与就下降2.79%。从性别分组看，男性受健康存量影响大于女性，男性健康存量每提高一个计量单位，非农就业参与就提高55.51%，而女性仅提高0.18%。而男性受健康冲击的边际影响则小于女性，遭遇短期健康冲击时，男性非农就业参与下降4.8%，而女性下降9.52%。遭遇长期健康冲击的情况下，健康状况每下降一个层级，男性非农就业参与下降2.42%，而女性下降3.35%。从年龄分组的情况看，青年组健康存量每增加一个计量单位，其非农就业参与提高30.72%，而中年组提高46.22%，中年组受到的影响程度更大。遭遇短期健康冲击时，青年组受到的影响更大，非农就业参与下降9.37%。而对于长期健康冲击，中年组受到的影响更大，非农就业参与下降3.53%，青年组则下降1.87%。

表5-9　健康对非农就业参与的边际影响

|  | dF/dx | | | | |
|---|---|---|---|---|---|
|  | 总体 | 男性 | 女性 | 18—44岁 | 45岁及以上 |
| 健康存量 | 0.3529 | 0.5552 | 0.0018 | 0.3072 | 0.4622 |
| 短期健康冲击 | −0.0713 | −0.0480 | −0.0952 | −0.0937 | −0.0530 |
| 长期健康冲击 | −0.0279 | −0.0243 | −0.0336 | −0.0187 | −0.0354 |
| 年龄 | 0.0179 | 0.0190 | 0.0166 |  |  |
| 年龄平方/100 | −0.0002 | −0.0003 | −0.0002 |  |  |
| 婚姻状况 | −0.0054 | 0.1565 | −0.0884 | −0.0288 | 0.0930 |

续表

| | dF/dx | | | | |
|---|---|---|---|---|---|
| | 总体 | 男性 | 女性 | 18—44岁 | 45岁及以上 |
| 受教育程度 | 0.1003 | 0.0706 | 0.0672 | 0.1022 | 0.0977 |
| 家庭财产 | 0.0059 | 0.0114 | 0.0022 | 0.0045 | 0.0081 |
| 配偶是否非农 | 0.3107 | 0.4542 | 0.2942 | 0.3705 | 0.2316 |
| 家庭中是否有0-4岁儿童 | −0.0330 | −0.0346 | −0.0440 | −0.0332 | −0.0940 |
| 家庭中是否有5-15岁儿童 | −0.0018 | −0.0106 | −0.0060 | 0.0124 | −0.0444 |

## 四、本章小节

本章实证分析了健康对农村劳动力非农就业参与的影响，用前文得出的健康存量值来反映健康状况，并以短期健康冲击和长期健康冲击两个变量来反映健康状况下降的情况。为更好地分析不同性别及年龄组间的差异，在对总体样本进行分析的基础上，本章对男性女性分组以及青年组和高年龄的结果进行了分别估计。研究结果表明，从总体样本看，反映健康状况的健康存量对非农就业参与成正相关关系，并显著影响非农就业，短期健康冲击和长期健康冲击都会农村劳动力非农就业产生显著的负向影响。健康对于非农就业参与的影响还存在显著的性别差异，相对于女性而言，男性非农就业参与受健康存量影响更大且显著。同时，由于男性作为家庭收入的主要来源，从事的大多数相对稳定的工作，因此，在遭遇健康状况下降时，他们往往倾向于继续从事非农就业工作。而女性遭遇健康状况下降时，她们往往会减少非农就业参与。在青年组和中年组的比较分析中，健康状况对于中年组的非农就业参与影响更大，这就意味着对于年龄相对较大的农村劳动力而言，只有拥有更为良好的健康状况才意味着能实现非农就业。从健康冲击的影响情况看，短期内的健康状况下降会对青年组的农村劳动力非农就业产生负向影响，而中年组由于受年龄的限制往往在健康方面恢复较慢，因此他们受长期健康冲击影响更大。

因此，提高我国农村劳动力的健康人力资本是促进农村劳动力非农就业的一项重要举措。从这个意义上来说，要应对我国"人口红利"时代结束、"人口老龄化"的问题，必须加强对农村居民的健康投入，从而提高农村劳动力非农就业参与，延长"人口红利"所能维持的时间。本文的政策含义也十分明显，那就是针对我国目前城乡发展差距较大的情况，加大对我国农村地区的基本健康投入，逐步缩小农村与城市之间在公共卫生、医疗保障等方面的差距。同时，培养和强化农村劳动力健康投资的意识，增强其自我保障能力。

# 第六章

# 健康对农村劳动力非农就业时间的影响

改革开放以来，伴随着我国经济的强劲增长，我国经济规模迅速扩大，农村劳动力转移数量也快速地上升。在我国工业化、城镇化进程的加快过程中，农民劳动力已经成为产业工人的重要组成部分，成为推动我国经济社会发展的重要力量。近年来，关于如何解决城市农民工的合理流动、就业、解决拖欠农民工的工资等问题的关注较多，却较少顾及农民工的身体和心理健康问题。但从目前的非农就业现状看，由于城乡二元结构的存在，特别是由于自身素质条件的局限，大多数农民劳动力在企业中从事一些苦、重、脏、险的工作，工资偏低、劳动时间长、职业病和工伤事故多。但是，这些为城市的发展做出巨大贡献的进城的农民工，由于没有被完全纳入国家的社会保障体系中，在长期工作生活在恶劣的环境情况下，难以享受到城市医疗保障体系的医疗服务，在进入城市从事非农就业以后面临着没有医疗保障的困境。如果现有健康状况得不到保障，这将会降低农村劳动力健康水平，影响其劳动能力甚至退出劳动力市场，进而给我国的社会经济发展带来巨大的威胁与挑战。

大量的实证研究已经证明，健康是劳动力退出劳动市场的主要原因（Lindeboom, 2006）。但是，关于健康的测量以及健康与是否工作之间的模型构建仍存在一些争议。对于健康的测量经历从最初的使用健康自评到逐步加入一些客观健康指标测量的过程。而随着研究的深入，健康这一不断变化的因素，被看作为逐渐的恶化的过程或是健康的长期、短期的变化，而不是一个简单的主观或客观的测量。同时，健康对于劳动参与的影响，也不是简答退出劳动力市场，可能只是其劳动供给时间的减少（Cai and Kalb, 2006；Zucchelli，2010）。

在已有研究的基础上，本章将使用 Tobit 模型来实证估计健康、健康冲击对农村劳动力非农就业时间的影响，即农村劳动力在现有健康存量及遭遇健康冲击的情况下，并非简单的退出非农就业市场，而是减少了其相应的非农工作时间。在健康指标的选择上，使用一系列有关于健康的数据集来预测健康存量，通过这种方式消除可能存在的测量误差和内生性问题（Disney，2006）。

## 一、数据与变量

### （一）数据

本章使用的数据来自选取的是中国健康与营养调查2004年

和2006年来自农村地区的样本数据（2009年的数据未完全公布，尤其是本文研究需要使用的有关健康自评的数据的缺失，因此选择使用2006年的数据），用这一期间的调查数据来探讨健康因素对农村劳动力非农就业过程中的影响。根据研究的需要，在农村劳动力样本中，选择18—60周岁的成年劳动力作为研究对象，并且同时参加了2004.2006的两次调查，由于对非农就业时间调查部分数据的缺失，本章最后有效的样本容量较上一章有所较少，最终样本数量为4257个，其中男性1941个，女性2316个。

### （二）变量设定

#### 1.非农就业时间

农村劳动力非农就业时间与其工作性质有很大联系，由于大多数农村劳动力采取非正规就业，所从事的工作大多都是临时性的，工作稳定性很难保证，流动性较强，所以其非农就业时间一般并不固定，有的平均每天工作为几个小时，有些工作时间则甚至经常延长到24小时。另一方面，由于从事的都是比较简单的体力劳动方面的工作，尽管在工作时间上，我国政府明确规定实行"周五天、日八小时"工作制。但在现实工作中，特别是在一些以加工制造为主的企业内，工资收入往往和工作计件挂钩。由于企业生产任务的需要，同时也由于农村劳动力强烈的工资收入的需要，加班加点往往是普遍现象。

在本章中首先根据问卷中的问题"你的主要职业是什么"

进行分类，其中，个体的职业类型共分为13类，第5类为农民、渔民和猎人，其余12类均界定为非农职业。在从事非农就业的调查对象中，再根据问卷中"上周工作几小时"来计算非农就业的时间。

2. 健康指标

本章仍然采用上文中确定衡量健康状况的健康存量，以及衡量健康状况下降的短期健康冲击与长期健康冲击。

3. 其他控制变量

除了主要的健康变量外，其他变量包括教育程度、家庭财产情况、是否有0—4岁儿童、年龄等。其中受教育程度依据问卷中"最高受教育程度是什么？"依次为：1小学毕业、2初中毕业、3高中毕业、4中等技术学校、职业学校毕业、5大专或大学毕业、6硕士及以上。家庭财产情况则依据问卷中有关于家庭情况的财产部分内容，主要包括家用电器及其他商品、家庭用具及设备、交通工具、农业机械、家庭商业用具等的总和。家庭中是否有6岁的儿童需要看护，则是根据问卷中的问题"上周你是否照顾过自己家6岁及以下儿童"，尽管这一问题是针对所有成年人进行调查，但根据我国的传统，女性往往承担更多的照顾子女的责任，因此女性往往受此影响较大。在家务劳动时间分配上，则根据问卷中"上周你是否做过这些家务"以及"平均每天花多少时间（分钟）"，家务活动类型包括：为家庭购买食品、为家人做饭、洗熨衣服、打扫房间，变量家务劳动时间是以上四项家务活动所花费时间的汇总。表6–1中列出了各个变量的描述统计。

表 6-1　各变量描述统计

|  | 样本量 | 均值 | 标准差 | 最小值 | 最大值 |
|---|---|---|---|---|---|
| 非农就业时间 | 4257 | 13.90 | 23.48 | 0 | 105 |
| 健康存量 | 4257 | 0.13 | 0.05 | 0.01 | 0.2 |
| 短期健康冲击 | 4257 | 0.05 | 0.23 | 0 | 1 |
| 长期健康冲击 | 4257 | 0.30 | 0.53 | 0 | 2 |
| 年龄 | 4257 | 44.31 | 9.87 | 18 | 6 |
| 受教育程度 | 4257 | 1.83 | 0.98 | 1 | 5 |
| 家庭财产情况 | 4257 | 1.21 | 3.31 | 0 | 73.53 |
| 是否有 6 岁及以下儿童需要照顾 | 4257 | 0.14 | 0.35 | 0 | 1 |
| 家务劳动时间 | 4257 | 90.99 | 92.90 | 0 | 821 |

## （三）描述性分析

以上分析了可能影响农村劳动力非农就业的主要变量，针对主要关注的健康因素以及其它主要变量，本章通过统计描述分析探讨各变量与非农就业时间之间的关系。

1. 健康状况显著影响非农就业时间

首先分析不同健康状况下以及遭遇不同程度健康冲击与非农就业时间（人均值）之间的关系。分析结果见表5-2：

表6-2　健康状况与非农就业时间之间的关系

| | 男性 | | 女性 | |
|---|---|---|---|---|
| | 均值 | 样本量 | 均值 | 样本量 |
| 健康自评 | | | | |
| 非常好 | 24.91 | 328 | 16.14 | 245 |
| 好 | 18.66 | 1048 | 10.40 | 1183 |
| 一般 | 16.00 | 479 | 8.31 | 738 |
| 差 | 8.70 | 86 | 4.16 | 150 |
| 短期健康冲击 | | | | |
| 无 | 19.16 | 1860 | 10.37 | 2169 |
| 有 | 6.20 | 81 | 3.60 | 147 |
| 长期健康冲击 | | | | |
| 无 | 19.19 | 1438 | 10.58 | 1720 |
| 差 | 17.42 | 421 | 8.57 | 515 |
| 更差 | 14.71 | 82 | 4.91 | 81 |

根据表6-2的结果，主要结论如下：

（1）健康状况与非农就业时间之间存在着正向的关系，也就是健康状况越好，其非农就业时间越长。在健康自评为"非常好"时，男性和女性的非农就业周工作时间均值分别为24.91小时和16.14小时，并且随着健康自评状况的变差，非农就业时间呈减少的趋势，当健康自评为"差"时，其均值分别为8.70小时和4.16小时。

（2）健康冲击会显著降低非农就业时间。有无遭遇短期健康冲击相比较，男性的非农就业时间均值分比为19.16小时和6.20小时，而女性为10.37小时和3.60小时。在遭遇长期健康冲击不同情况下，对于男性而言，没有受到长期健康冲击的非农就业时间均值为19.19小时，变"差"和"更差"的均值为17.42小时和14.71小时；女性也呈现出同样的趋势，依次为10.58小时、8.57小时和4.91小时。

（3）从性别看，不同健康状态下，男性非农就业时间均值高于女性。虽然男性和女性在工作小时上存在很大差异，但其影响程度如何，健康存量和健康冲击对工作小时的影响是否存在性别差异，还需要利用计量经济模型对其实际影响做进一步的检验。

2. 年轻非农就业时间更长

就农村劳动力的年龄与非农就业时间的关系看（见表6-3），两者总体呈现正向关系，随着年龄越大，非农就业时间的均值会逐渐变少。对于非农就业时间最长的30岁及以下的农村劳动力，其每周人均的非农就业时间为20.83小时，而对于年龄最大的51岁及以上的分组，其每周人均的非农就业时间下降到7.11小时。这从一方面反映出随着年龄增加，农村劳动力非农就业参与的减少；另一方这一过程也反映出随着年龄的增长，其相应的健康存量在不断下降，非农就业时间也相应地缩短。

表6-3　年龄与非农就业时间分布

|  | 30 岁及以下 | 31 岁 –40 岁 | 41 岁 –50 岁 | 51 岁及以上 |
|---|---|---|---|---|
| 样本量 | 407 | 1014 | 1457 | 1379 |
| 非农就业时间 | 20.83 | 18.4 | 15.24 | 7.11 |

### 3. 受教育程度越高非农就业时间越长

从受教育程度对非农就业时间影响的分布来看（表6-4），非农就业时间长短与其文化程度密切相关。随着农村劳动力的受教育程度的提高，非农就业时间明显呈上升趋势。在小学毕业的农村劳动力中，人均每周非农就业时间为6.57小时，而当学历升至大专及大学毕业以上后，人均每周非农就业时间则上升至36.03小时。而从分布的样本量看，在我国农村劳动力的受教育程度普遍偏低，大多数的只具有初中及以下的程度，这严重影响了其实现非农就业。

表6-4　教育程度与非农就业时间分布

|  | 小学毕业 | 初中毕业 | 高中毕业 | 中等技术学校、职业学校毕业 | 大专或大学毕业 |
|---|---|---|---|---|---|
| 样本量 | 1914 | 1566 | 478 | 180 | 119 |
| 非农就业时间 | 6.57 | 15.83 | 23.83 | 33.88 | 36.03 |

### 3. 女性受照顾子女和家务劳动影响更大

农村劳动的非农就业时间还受家庭因素的影响，同时女性在非农就业时间分配上和男性存在巨大差别，从表6-5可以看出，当家庭中有小于6岁及以下的子女需要照顾时，男性的非农就业时间基本上没有受影响。而女性则不同，有小于6岁及以下的子女需要照顾时其非农就业时间为人均每周8.42小时，当没有时为10.25小时。此外，从统计数据看，男性的人均家务劳动时间为每天30.06分钟，远远小于女性的142.04分钟。这也反应在表6-5中，无论是否有6岁及以下儿童需要照顾，男性的非农就业时间都要大于女性的非农就业时间。

表6-5　子女年龄与非农就业时间分布

| | 男性 | | 女性 | |
| --- | --- | --- | --- | --- |
| | 有6岁及以下儿童 | 无 | 有6岁及以下儿童 | 无 |
| 样本量 | 198 | 1743 | 396 | 1920 |
| 非农就业时间 | 17.2 | 18.78 | 8.42 | 10.25 |

## 二、计量模型构建

由于非农就业时间属于限制变量，本文采用Tobit模型来估计，表示如下：

$$y_i^* = \alpha y_i + \beta h_i^{\prime} + \gamma x_i^{\prime} + \mu_i$$

$$y_i = \begin{cases} y_i^* & \text{如果} y_i^* > 0 \\ 0 & \text{如果} y_i^* = 0 \end{cases}$$

其中，$y_i^*$ 和 $y_i$ 分别为潜在的和实际观察到的非农就业时间。$h_i'$ 是健康变量，包括通过预测得来的健康存量（代表长期的健康状况）以及健康冲击（代表在一定时期内身体状况的变化）。但作为衡量健康状况的健康自评存在一些问题，健康自评建立在主观基础上，因此存在一定的度量误差。同时，由于健康与劳动时间之间存在着相互影响的内生性，因此健康状况并不是一个外生变量。为消除健康自评存在的误差和内生性问题，本为采用有序 Probit 回归模型来预测健康存量水平，并将预测值用于随后的分析。$x_i'$ 是影响非农就业时间的其他控制变量（包括年龄、受教育程度、家庭财产、是否要照顾—岁孩子、是否要照顾—岁孩子等），$\mu_i$ 是服从正态分布的误差项。

### 三、实证结果分析

表6-6首先给出了分别考虑健康存量、短期健康冲击、长期健康冲击对非农就业时间的影响，其他控制变量则包含了除健康指标以外的个人特征和家庭特征。这一结果可以看出健康存量和健康冲击对非农就业时间的不同影响。较高的健康存量（健康自评有序 Probit 回归预计值）意味着更多非农就业时间，并且影响显著；短期健康冲击、长期健康冲击则会减少农村劳动力非农就业劳动时间，而从影响系数看，短期健康冲击影响更大。

表6-6　健康存量、健康冲击对非农就业时间的影响

| | 非农就业时间 | | | |
|---|---|---|---|---|
| 健康存量 | 96.83*** | | | 70.92*** |
| | (25.77) | | | (27.36) |
| 短期健康冲击 | | −22.90*** | | −18.89*** |
| | | (6.062) | | (6.430) |
| 长期健康冲击 | | | −7.878*** | −8.519*** |
| | | | (2.071) | (2.067) |
| 年龄 | 5.143*** | 5.165*** | 5.328*** | 5.084*** |
| | (0.823) | (0.821) | (0.821) | (0.819) |
| 年龄平方 | −0.0736*** | −0.0743*** | −0.0767*** | −0.0729*** |
| | (0.00999) | (0.00997) | (0.00997) | (0.00995) |
| 受教育程度 | 19.45*** | 19.31*** | 19.57*** | 19.22*** |
| | (1.082) | (1.082) | (1.082) | (1.078) |
| 家庭财产情况 | 1.862*** | 1.854*** | 1.855*** | 1.829*** |
| | (0.274) | (0.274) | (0.274) | (0.273) |
| 是否有6岁及以下儿童需要照顾 | −9.195*** | −9.190*** | −9.123*** | −8.721*** |
| | (3.331) | (3.329) | (3.326) | (3.317) |
| 家务劳动时间 | −0.180*** | −0.179*** | −0.182*** | −0.180*** |
| | (0.0137) | (0.0137) | (0.0137) | (0.0137) |
| 常数项 | −141.1*** | −126.1*** | −127.5*** | −132.5*** |
| | (17.03) | (16.68) | (16.69) | (17.06) |
| Log likelihood | −7981.75 | −7976.20 | −7987.84 | −7971.85 |
| 样本数 | 4257 | 4257 | 4257 | 4257 |

注：*、**、*** 分别表示在10%、5%、1% 置信水平下显著，括号内

为标准误。

同时考虑健康存量和健康冲击对非农就业时间影响的结果展示于表6-6，其结果和前文简单统计分析的结果一致，具体如下：（1）健康存量与非农就业时间存在显著的正相关关系。在考虑当前健康状况（健康存量）的前提下，健康冲击依然对非农就业时间有着显著的负影响。而从影响系数看，相对于长期健康冲击，短期健康冲击对非农就业时间的影响更大。从长期健康冲击因素看，尽管经过较长时间可以使得健康状况得以恢复，在消除了时间因素影响后，健康冲击对于就业时间的影响依然存在，这也就充分反映出了健康因素对非农就业时间影响的动态性的特性。而从影响程度看，在长期健康影响方面，随着健康程度的恶化，其非农就业时间会进一步的减少。很显然，在非农就业时间方面，严重的健康冲击中发挥了重要作用。

表6-7　健康存量、健康冲击对非农就业时间的影响（性别分组）

| | 非农就业时间 | | | |
| --- | --- | --- | --- | --- |
| | 男性 | | 女性 | |
| | 系数 | dF/dx | 系数 | dF/dx |
| 健康存量 | 64.32** | 36.90 | 83.79* | 65.85 |
| | (32.18) | | (50.23) | |
| 短期健康冲击 | −19.33** | −11.09 | −18.10* | −14.22 |
| | (8.410) | | (10.41) | |
| 长期健康冲击 | −7.099*** | −4.07 | −9.884*** | −7.77 |
| | (2.447) | | (3.712) | |

续表

| | 非农就业时间 | | | |
|---|---|---|---|---|
| | 男性 | | 女性 | |
| | 系数 | dF/dx | 系数 | dF/dx |
| 年龄 | 5.148*** | 2.95 | 5.994*** | 4.71 |
| | (0.946) | | (1.550) | |
| 年龄平方 | −0.0699*** | −0.041 | −0.0927*** | −0.072 |
| | (0.0115) | | (0.0190) | |
| 受教育程度 | 14.68*** | 8.42 | 24.23*** | 19.04 |
| | (1.290) | | (1.933) | |
| 家庭财产情况 | 1.514*** | 0.88 | 2.366*** | 1.86 |
| | (0.335) | | (0.462) | |
| 是否有 6 岁及以下儿童需要照顾 | −3.227 | −1.85 | −14.91*** | −11.72 |
| | (4.411) | | (5.374) | |
| 家务劳动时间 | −0.0768*** | −0.044 | −0.200*** | −0.16 |
| | (0.0253) | | (0.0245) | |
| 常数项 | −127.9*** | | −152.8*** | |
| | (19.62) | | (32.26) | |
| Log likelihood | −5065.56 | | −2889.37 | |
| 样本数 | 1941 | | 2316 | |

注：*、**、*** 分别表示在10%、5%、1% 置信水平下显著，括号内为标准误。边际效应表示在两个模型中利用 Stata 计算出的各个解释变量对被解释变量的边际影响，当解释变量为虚拟变量时边际效应表示此虚拟变量由0变成1时对解释变量的边际影响。

从性别分组结果看（表6-7），健康存量和健康冲击对于男性和女性均显著，但在影响程度方面存在明显的性别差异。对于健康存量而言，男性健康存量每增加一个计量单位，其非农就业时间会增加36.9个小时，而女性的非农就业时间则会增加65.85小时。女性受短期健康冲击和长期健康冲击而减少非农就业时间的边际效应值更大，当遭遇短期健康状况下降时，女性非农就业时间减少14.22个小时，男性为11.09小时，当遭遇长期健康状况下降时，女性非农就业时间减少7.77个小时，男性减少4.07个小时。说明女性更容易因健康原因而减少非农就业时间。造成这种情况的原因可能有以下几个：①在我国农村的家庭中，男性的收入往往是整个家庭收入的主要来源，这样女性面临的经济压力相对较小，她们对于非农就业时间的调整更为灵活。健康状况良好时，她们会相应地增加非农就业时间，当健康状况出现下降时，她们就倾向于减少非农就业时间。②农村女性在非农就业市场上的收入要比男性低很多，而她们更多地承担着家庭工作的责任。当她们健康状况下降、从而工资收入下降时，她们倾向于减少在非农就业方面的时间而增加在家务劳动中的时间。③农村妇女在非农就业过程中大多数从事的是一些零散的服务类、加工类的工作，而不是像男性那样从事长期的全日制的工作，在这些行业中往往很容易找到工作机会，工作时间也更为灵活。在这一点上，女性可以通过调整非农就业时间以适应她们的健康状况。而男性的情况则不同，由于男性更多的从事相对稳定的、全日制的工作，尽管其健康状况下降，他们要相应地降低就业时间的弹性就较小，他们要么继续按标准时间工作，要么就是直接退出非农就业市场。

在年龄、受教育程度、家庭财产方面，男性、女性的回归结果相差不大。而在家庭中是否有6岁儿童及以下儿童需要照顾时，男性与女性存在较大差异，家庭中有6岁及以下儿童对女性的非农就业时间显著，而对男性的非农就业时间影响并不显著，这表明女性承担了更多照顾子女的任务，从而影响了其在非农就业时间上的分配。而家务劳动时间对男性和女性都产生显著的负效应，但从影响程度看男性非农就业时间受影响虽然也显著，但其受影响程度要远远小于女性。

表6-8　健康存量、健康冲击对非农就业时间的影响（年龄分组）

| | 非农就业时间 | | | |
|---|---|---|---|---|
| | 18—44 岁 | | 45 岁及以上 | |
| | 系数 | dF/dx | 系数 | dF/dx |
| 健康存量 | 58.17 | 34.66 | 129.6*** | 67.03 |
| | (36.36) | | (44.62) | |
| 短期健康冲击 | −23.24*** | −13.85 | −18.01* | −14.21 |
| | (8.533) | | (10.52) | |
| 长期健康冲击 | −8.520*** | −5.07 | −8.657** | −6.82 |
| | (2.429) | | (3.934) | |
| 受教育程度 | 18.65*** | 11.13 | 23.80*** | 18.77 |
| | (1.234) | | (2.148) | |

| | 非农就业时间 | | | |
|---|---|---|---|---|
| | 18—44 岁 | | 45 岁及以上 | |
| | 系数 | dF/dx | 系数 | dF/dx |
| 家庭财产情况 | 1.417*** | 0.85 | 2.628*** | 2.10 |
| | (0.312) | | (0.543) | |
| 是否有 6 岁及以下儿童需要照顾 | −7.742** | −6.22 | −14.87** | −5.87 |
| | (3.571) | | (6.973) | |
| 家务劳动时间 | −0.168*** | −0.10 | −0.186*** | −0.16 |
| | (0.0161) | | (0.0251) | |
| 常数项 | −42.80*** | | −90.81*** | |
| | (6.397) | | (8.760) | |
| Log likelihood | −5072.35 | | −2916.60 | |
| 样本数 | 2176 | | 2081 | |

注：*、**、*** 分别表示在10%、5%、1% 置信水平下显著，括号内为标准误。边际效应表示在两个模型中利用 Stata 计算出的各个解释变量对被解释变量的边际影响，当解释变量为虚拟变量时边际效应表示此虚拟变量由0变成1时对解释变量的边际影响。

从表6-8可以看出，在年龄分组结果中，健康对于非农就业影响的差异也较大，健康存量对于中年组的影响显著且影响程度较大，中年组健康存量每增加一个计量单位，其相应的非农就业时间能够增加67.03小时，而青年组为34.66小时。而在健康冲击方面，当健康状况下降时，中年组和青年组所受影响的差别较小，在遭遇短期健康冲击时，中年组非农就业时间减

少14.21个小时，青年组减少13.85个小时。而当遭遇长期健康
时，中年组非农就业时间减少6.82个小时，青年组减少5.07个
小时。从这一结果可以看出，健康状况随着年龄的增长而下降
的趋势，对于中年组而言，拥有良好的健康状况则意味着更长
的非农就业时间，并且这种受影响强于青年组。同时，当遇到
健康状况下降时，中年组在健康恢复方面要差于青年组，中年
组也会因为受健康状况的下降而减少相应的非农就业时间。

## 四、本章小结

本章实证检验了健康、健康冲击对非农就业时间的影响。
研究结果表明，农村劳动力在遭受健康冲击后并不是直接退出
非农市场，而是减少了非农就业时间。由于反映健康状况的健
康存量是一个有序变量，其影响程度并不能量化，但并不影响
结论的得出，较低健康存量会导致较少的非农就业时间。健康
冲击能显著减少非农就业时间，而且受健康冲击程度不同，对
非农就业时间的影响也不同，更严重健康冲击影响会更大程
度的减少非农就业时间。健康冲击的动态特性，即在目前的
健康存量前提下，健康冲击对非农就业劳动时间仍有显著地
负面影响。在回归结果分析中，男性和女性在工作小时上存
在很大差异，男性劳动力的非农就业时间较长，但是健康存
量状况和健康冲击对非农就业时间的影响上，女性受到的影响
程度更大，女性更倾向于根据健康状况的情况来调整非农就业
时间，同样存在较大的性别差异。而在不同年龄组间，健康对

于非农就业时间的影响也存在巨大的差异。中年组的农村劳动力受健康影响程度更大，拥有良好的健康状况意味着更长的非农就业时间。

由此可见，健康、健康冲击对于农村劳动力的影响是持续而深远的。当前，我国已进入一个新的发展阶段，为农村劳动力进城务工提供健康保障，既是贯彻和落实科学发展观的内在要求，也是我国工业化、城镇化、现代化进程的重要内容。因此，需要逐步把农村劳动力这一群体纳入社会保障体系，加快建立健全工伤保险和医疗保险制度，完善劳动安全保障体系，以消除农村劳动力在非农就业过程中的职业伤害风险等。同时，要积极改善生产生活和工作条件，全面提高用人单位的劳动保障意识和农村劳动力依法维护自身合法权益的意识，切实加强农村劳动力劳动保障的法律保护，依法维护其合法权益。

# 第七章
# 健康对农村劳动力非农收入的影响

　　随着我国的经济转型与发展，农村劳动力逐渐从传统农业中摆脱出来进入非农领域，非农收入在农村家庭中的地位也变得越来越重要。《中国统计年鉴2011》的数据显示，我国农村居民家庭经营纯收入中涉农收入占家庭人均纯收入的比重由1990年的67.8%下降到2010年的39.3%，而工资性收入的比重由1990年的20.2%上升到2010年的41.1%，工资性收入所占比例已经超过家庭经营农业收入比重，成为农民收入增长的关键因素。近年来，随着城市低层次就业岗位的饱和及非农产业现代化水平的不断提高，人力资本对农村劳动力非农就业的影响也在不断增强。而健康作为农村劳动力人力资本积累的一个重要因素，直接影响着农村劳动力的自身素质的高低，进而影响着其从事非农就业。同时，伴随着我国在人口结构上的老龄化，"人口红利"也正在逐渐消失，健康对于农村劳动力的意义更加重大。

　　近年来国内学者利用不同的数据，对健康与农村劳动力非农收入之间的关系进行了研究，并得出了一些有意义的结论（魏众，2004；侯风云，2004；苑会娜，2009；王志刚、金京淑，2009 等），但这些研究主要使用最小二乘法（OLS）来估计健康对非农收入的影响，对健康与收入之间的内生性问题考虑不足，也没有考虑到健康对收入影响的异质性问题。一些研究人力资本对收入影响的文献对这一问题作了较好地处理（张泓骏、施晓霞，2006；刘生龙，2008），即运用较为前沿的分位数回归方法研究教育和经验等各个解释变量对收入的影响程度，并通过各个分位数来观察其差异性。这一思想最早由 Koenker 和 Bassett（1978）提出，是对普通最小二乘法的扩展，它依据因变量 Y 的条件分位数对自变量 X 进行回归，可以得到所有分位数下的回归模型，并被广泛应用于对收入分配的相关研究中（Arias，2001；Angrist，2006；Kedir，2006；Nguyen，2007）。但以往文献仅考虑了教育及工作经验等因素，并未关注健康这一人力资本指标。

因此，本章将运用 QR 模型，探讨健康如何随着收入水平的变化而对其产生不同的影响。此外，从性别差异和年龄差异的角度进一步探讨不同分组之间健康状况对其非农收入的影响。

## 一、研究模型

### （一）分位数回归的理论基础

分位数回归（Quantile Regression，QR）利用解释变量的多个分位数（例如四分位、十分位、百分位等）来得到被解释变量的条件分布的相应的分位数方程。

普通最小二乘法是（OLS）是以样本平均值作为估计值，以平均的想法借以说明解释变量对被解释变量的关系，但往往容易受到极端值的影响，因此 Koenker and Bassett（1978）提出分位数回归方法，将分位数分为不同比例，借以说明解释变量在各个不同比例下对被解释变量的关系，例如汇率对工资影响分析中，假设 $\theta = 0.25$，将得出一个估计值 $\beta_{0.25}$，表示在工资水平下其汇率变量对工资的影响程度；$\theta$ 也可以为 0.1.0.5.0.75.0.95 等各个比例，以衡量在不同工资水平比例下解释变量的影响程度，所以当 $\theta = 0.5$ 时的分量回归即被称为中位数回归，所得的估计值可以用来说明变量对被解释变量中位数下的影响程度，因此分位数回归更能描述分配的状况，可以更为精确地衡量解释变量的影响效果。

然而 Koenker and Bassett（1978）所提出的分位数回归分析法最早由最小绝对离差法（least absolute deviations，LAD）延伸出来的，LAD 是将分配误差绝对值和极小化，从而使得模型的误差达到最小，使模型可以解释的部分越高越好，而分位数回归法只是将样本分配成数个分数（$\theta$）进行讨论，$\theta = 0.5$ 即为 LAD 估计式，为分位数回归法的一个特例，因此分位数回归估计式可以表示如下：

假设一个线性模型为

$$y_t = \chi_t \beta + e_t \qquad\qquad t=1.2.3\cdots\cdots、t$$

其中，$y_t$ 为被解释变量，$\chi_t$ 是一个 × 的行向量为个所有解释变量的第 T 个观察值，$\beta$ 是 × 行向量为各变量的回归系数，$e_t$ 为误差。

以下为求解第 $\theta$ 分位数回归估计式，为使模型的误差越小越好，因此将分配两边误差绝对值之和取极小化：

$$\min_{\beta} \sum_{y_t \geq \chi_t \beta} \theta \left| y_t - \chi_t \beta \right| + \sum_{y_t < \chi_t \beta} (1-\theta) \left| y_t - \chi_t \beta \right|$$

上式即为估计回归参数 $\beta_\theta$ 的估计式，在一分数（$\theta$）下，只要对正、负绝对值误差乘上不同的权数（$\theta$，$1-\theta$），则可得出分位数回归法的估计式。

Koenker and Bassett（1978）提出的分位数回归的估计方式，能够观察到解释变量对于被解释变量在分配的任一特定分量上的边际报酬，相比较于 OLS 模型却仅能够观察出解释变量的平均报酬；QR 模型采用离差绝对值极小化估计回归方程中个分位数的参数值；OLS 模型则采用最小平方估计回归方程的参数值。

OLS 模型受限于估计方法的设定，对于处在尾部的特征的描述不足。此外，OLS 仅能以平均值的观点检验分配的概括，无法顾及左偏或右偏的情况。但是分位数回归却能够透过每一个分位数的位置的参数，完整的检验样本分配的全貌；换句话说，OLS 模型仅能提供"点"的估计，分位数回归模型能将每一个"点"连成"线"的估计，呈现比传统 OLS 模型更为完整的分析结果。

分位数回归法所提供在各个分位数下的回归系数，可以帮助分析解释变量在不同分位数下对被解释变量的影响程度，而这是值得所关注的，因为往往研究所关心的并是以平均概念为议题，而在意的却是在极端值上的表现状况，例如在 Koenker and Hallock（2011）以分位数回归来研究影响新生儿童体重的因素，刚出生儿童为何体重不足的原因才是研究关注的重点，若以 OLS 来分析，则无法将不同体重的儿童受影响的程度表现出来。因此分位数回归也可以应用在很多研究领域，如今应用比较多的是在经济学方面，如 Chamberlain(1994) 就探讨出工资水平低的人受到的工资补贴高于工资水平高的人，若以 OLS 来衡量就不能比较出工资高与工资低之间的差别。Koenker and Machado（1990）则以分位数回归来分析出贸易条件的改善对于高度成长国家的影响会大于低度成长国家。

## （二）QR 模型构建

人力资本理论把每个人的健康状况都当作是一种资本储备，即健康资本。舒尔兹人力资本概念定义的人力资本是包含了教育、健康和迁移等方面投资所形成的资本。Becker 认为人力资本不仅意味着学习知识的能力、才干，同时还意味着健康的时间以及预期的寿命。在此基础上，Grossman 将健康称之为"人力资本价值"，并将健康视为能提高消费和满足程度的资本存量。健康可以提高人的生产力，这和其它人力资本相同。它是人力资本的重要组成部分之一，是人的具体的生产力的一种体现。一个人如果要维持或提高健康存量就必须投资生产健康的相关要素，如医疗服务。并且认为教育与健康具有正向关系。此外，健康状况的改善可以使人拥有更好的劳动能力，而预期寿命的延长则意味着其可以有更长的工作时间，以及由于健康状况良好而减少的对于劳动生产的损失。从宏观角度讲，健康是推动经济发展的重要力量，从微观角度讲，健康是促进劳动力个体发展的一种重要投资。

健康对于农村劳动力非农就业收入的影响，体现在劳动者受健康状况影响丧失劳动机会，健康状况不好或者健康问题会减少农村劳动力的劳动时间，从而影响非农就业收入。而健康的影响还会体现在农村家庭中，家庭成员中出现健康问题，则会导致其他家庭成员因为看护而损失劳动时间，以及相应医疗费用给家庭带来的经济损失。

实证检验收入问题多借鉴明瑟收入方程，Mincer (1974) 发现，收入或工资的自然对数与教育投资等变量存在正相关关系。在此基础上，Heckman 和 Polachek(1974) 证实 Mincer (1974) 工资模型的半对数函数形式比其他函数形式更为合理。如公式（1）所示：

$$h\ y_i = \alpha + \theta edu_i + \gamma_1(\exp_i) + \gamma_2(\exp_i)^2 + \mu_i \quad (6\text{-}1)$$

式（6-1）中 $l_n y$ 工资收入对数形式，edu 为受教育年限，exp 为工作经验年数，$\exp^2$ 为工作经验年数的平方，用来反映工作经验与收入的二次性关系，$\mu$ 为随机误差项。

在公式（1）的基础上加入个人特性等控制变量，因此公

式变为

$$\text{h } y_i = \alpha + \theta edu_i + \gamma_1 (\exp_i) + \gamma_2 (\exp_i)^2 + v_i + \mu_i \qquad (6\text{-}2)$$

公式（6-2）中人力资本的变量仅仅考虑了教育资本，并未涉及人力资本中的健康资本。因此，包含健康因素的公式应为

$$\text{h } y_i = \alpha + \theta edu_i + \gamma_1 (\exp_i) + \gamma_2 (\exp_i)^2 + \delta(h_i) + \phi(B_i) + v_i + \mu_i \quad (6\text{-}3)$$

一般线性回归指的是解释变量对被解释变量的平均边际效果，而 Koneker and Bassett(1978) 所构建的分量回归法，则利用解释变量的多个分位数，来得到被解释变量的条件分布的分位数方程。采用的线性条件分位数回归方程简化为：

$$Y = \alpha(q)H_i + \beta(q)X_i + e_i(q) \qquad (6\text{-}4)$$

在公式（6-4）中，表示收入，$\alpha(q)$ 和 $\beta(q)$ 代表分位点时的未知参数，$H_i$ 代表与健康相关的变量，$X_i$ 代表其他控制变量，$e_i(q)$ 代表 q 分位点时的随机变量。

## 二、数据选取与变量设定

### （一）数据选取

本章使用的数据来自选取的是中国健康与营养调查 2004 年和 2006 年来自农村地区的样本数据（2009 年的数据未完全公

布，尤其是本文研究需要使用的有关健康自评的数据的缺失，因此选择使用2006年的数据），用这一期间的调查数据来探讨健康因素对农村劳动力非农就业过程中的影响。根据研究的需要，在农村劳动力样本中，选择18—60周岁的成年劳动力作为研究对象，并且同时参加了2004.2006的两次调查，由于对非农就业收入调查部分数据缺失较多，本章最后有效的样本容量较少，最终样本数量为1136个，其中男性701个，女性435个。

### （二）变量设定

1. 非农就业收入

对于非农收入的指标，本文在这里选择了具有工资性收入的样本，全年工资收入包换工资、奖金及其他补助的总和，并根据模型需要对非农就业收入取对数。

2. 健康变量

本章仍然采用上文中确定衡量健康状况的健康存量，以及衡量健康状况下降的短期健康冲击与长期健康冲击。

3. 其他控制变量

自变量除了需要重点考察的农村劳动力健康因素以外，还包括受教育程度、工作经验、性别和所在省份等。由于CHNS数据中并没有直接的工作的经验的调查数据，本文采用是国内外同类研究中惯常采用的一种方法（Mincer，1974），就是用年龄减去接受教育的时间而得到经验，即工作经验＝被调查者的年龄－受教育年份－6。但由于我国农村劳动力普遍受教育年份较少，本文并没有完全按照上述公式进行计算，而是将最低工作年龄设定为18岁进行计算。因此，测量误差不可避免，但这是面临数据约束条件下的一个次优选择。

另外，考虑到我国劳动力市场还不够完善，地区间非农就业收入差别较大，为消除这种地域性影响引入了地区虚拟变量。根据 CHNS 调查的不同省份，包括贵州、辽宁、江苏、广西、黑龙江、湖南、山东、湖北、河南。表7–1中为各个变量的描述统计。

表 7–1　各变量统计描述

| | 样本量 | 均值 | 标准差 | 最小值 | 最大值 |
|---|---|---|---|---|---|
| 非农就业收入（对数） | 1136 | 8.575525 | 1.186746 | 4.60517 | 11.87757 |
| 健康存量 | 1136 | 0.144693 | 0.048406 | 0.000462 | 0.231059 |
| 短期健康冲击 | 1136 | 0.053936 | 0.225912 | 0 | 1 |
| 长期健康冲击 | 1136 | 0.235423 | 0.494149 | 0 | 2 |
| 年龄 | 1136 | 42.75875 | 10.49883 | 18 | 60 |
| 年龄平方 /100 | 1136 | 1938.516 | 865.951 | 324 | 3600 |
| 受教育程度 | 1136 | 1.896501 | 1.009091 | 1 | 6 |
| 工作经验 | 1136 | 28.39413 | 11.33066 | 0 | 42 |
| 性别 | 1136 | 1.534439 | 0.498858 | 1 | 2 |
| 辽宁 | 1136 | 0.107872 | 0.310247 | 0 | 1 |
| 黑龙江 | 1136 | 0.099854 | 0.299833 | 0 | 1 |

## 三、实证结果分析

### （一）和实证结果

表7-2列出了运用 OLS 和 QR 方法估计得到的健康对于非农收入的影响。从以往大量的研究证明看，健康程度越高的人所获得的收入越高，另外许多研究也证明了教育和经验对于收入存在正的回报率。尽管 QR 模型在更多的分位点可以给出更多的信息，但在这里本章只是选择3个具有代表性的分位点进行分析，它们是0.25.0.5.0.75，依次设定为低收入水平、中等收入水平和高收入水平。

通过 OLS 模型估计，结果如表7-2所示。从估计结果可以看出，总体样本下健康存量对于非农就业收入存在正向影响并且在5%置信水平下显著，说明健康状况良好的农村劳动力其非农就业收入就越高。而短期健康冲击对非农就业收入有负向影响，但这一影响并不显著。长期健康冲击会显著降低非农就业收入，这表明在一个较为长期的时间内健康状况的下降会对非农就业收入造成持久的影响。年龄、工作经验对非农就业收入的影响均不显著，这可能和工作经验测算方面存在的误差有关。地区虚拟变量对非农就业收入存在显著影响，这说明农村劳动力在非农就业过程中确实受到地域影响而影响到其相应的收入。

在对总体样本进行回归分析的基础上。表7-6还展示了在

QR 模型下的分析结果，从结果看在不同的分位数水平下，健康对于非农就业收入的影响不同。在各分位下，健康存量对于非农就业收入均为正向影响，但只有在0.25分位下显著，其余的则不显著。短期健康冲击与非农就业收入在各分位下均呈负相关，但这种影响均不显著。长期健康冲击在0.25和0.75分位下对非农就业收入有显著影响，而在0.5分位下并不显著。从上述结果看，健康对于对低收入者影响较大，而对中高收入者影响相对较小。这反映出，由于我国农村劳动力在非农就业过程中更多的从事的是那种劳动强度大、技术含量低的工作，健康是农村劳动力在获取非农收入时所需要依存的重要资本，而当健康状况下降时，尤其是在较长时间下，农村劳动力的非农就业收入会显著的负向影响。同时，如果是在普遍提高农村劳动力健康程度的前提下，低收入组将受益更多。

受教育程度在不同分位数下均显著，尽管0.75分位的系数略高于0.5分位的系数，但影响系数基本上呈现出了下降的趋势，这表明随着收入水平的提高，教育的回报率逐渐降低。同时提高1年的教育水平，低收入的25%的非农就业者平均增加的收入将会比高收入组的75%的非农就业者平均增加的收入高出12.5个百分点。这也意味着全面提高农村劳动力的教育水平，不仅可以大幅度的提高农村劳动力的非农收入，还可以使低收入者受益更多，并能缩小收入水平的差距。

从 QR 估计结果可以看出，性别虚拟变量的估计系数为正，且在所有的分位点上都显著，这说明性别对非农收入影响较大。并且随着收入水平的提高性别虚拟变量的影响系数逐步降低，这说明在中高收入组的男女间的非农收入差距比在低收入组的差距要小一些，这也就意味着，如果让更多的从事非农就业的女性劳动力进入中高收入组可以缩小我国农村男女劳动力之间的收入差距。最后一点需要指出的是，在 QR 模型估计结果下，地区虚拟变量在大多数分位点上的估计值依然能够通过显著性检验，这说明农村劳动力在非农就业过程中确实受到地域影响。

表 7-2　健康对非农就业收入影响的 QR 分析

|  | OLS | QR | | |
|---|---|---|---|---|
|  | 非农收入（对数） | Q=0.25 | Q=0.5 | Q=0.75 |
| 健康存量 | 1.682** | 3.814*** | 0.982 | 0.393 |
|  | (0.704) | (1.051) | (0.945) | (0.449) |
| 短期健康冲击 | −0.120 | −0.348 | −0.240 | −0.0307 |
|  | (0.147) | (0.259) | (0.254) | (0.121) |
| 长期健康冲击 | −0.178*** | −0.239*** | −0.0768 | −0.212*** |
|  | (0.0652) | (0.0904) | (0.0494) | (0.0631) |
| 年龄 | 0.0528 | 0.0840 | 0.0782** | 0.0497* |
|  | (0.0342) | (0.0553) | (0.0345) | (0.0256) |
| 年龄平方 /100 | −0.0943*** | −0.140*** | −0.108*** | −0.0898*** |
|  | (0.000285) | (0.000412) | (0.000332) | (0.000140) |
| 受教育程度 | 0.278*** | 0.338*** | 0.201*** | 0.213*** |
|  | (0.0601) | (0.101) | (0.0558) | (0.0612) |
| 工作经验 | 0.00466 | 0.00729 | −0.0105 | 0.0120 |
|  | (0.0184) | (0.0353) | (0.0221) | (0.0215) |

续表

| | OLS | QR | | |
|---|---|---|---|---|
| | 非农收入（对数） | Q=0.25 | Q=0.5 | Q=0.75 |
| 性别 | −0.553*** | −0.609*** | −0.402*** | −0.481*** |
| | (0.0656) | (0.0965) | (0.0743) | (0.0692) |
| 辽宁 | 0.871*** | 0.687*** | 0.977*** | 0.984*** |
| | (0.161) | (0.170) | (0.150) | (0.141) |
| 黑龙江 | 0.820*** | 0.659** | 0.954*** | 1.050*** |
| | (0.177) | (0.331) | (0.188) | (0.155) |
| 江苏 | 0.948*** | 0.899*** | 1.078*** | 0.955*** |
| | (0.158) | (0.197) | (0.165) | (0.0869) |
| 山东 | 1.015*** | 0.874*** | 1.065*** | 1.025*** |
| | (0.163) | (0.190) | (0.165) | (0.111) |
| 湖北 | 0.822*** | 0.239 | 0.917*** | 1.092*** |
| | (0.170) | (0.197) | (0.197) | (0.203) |
| 湖南 | 0.719*** | 0.402** | 0.813*** | 0.949*** |
| | (0.164) | (0.159) | (0.178) | (0.143) |
| 广西 | 0.0790 | −0.336* | 0.360* | 0.463*** |
| | (0.154) | (0.179) | (0.193) | (0.106) |
| 贵州 | 0.570*** | 0.400 | 0.628*** | 0.736*** |
| | (0.163) | (0.254) | (0.189) | (0.144) |
| _cons | 7.354*** | 6.166*** | 6.972*** | 7.927*** |
| | (0.575) | (0.923) | (0.569) | (0.352) |
| N | 1136 | 1136 | | |

注：*、**、*** 分别表示在10%、5%、1% 置信水平下显著，括号内为标准误。

## （二）不同分组实证结果

前面研究了健康对非农就业收入如何随收入水平的变化而变化，其中性别变量系数为正且显著，由此继续探讨在不同性别的农村劳动力在非农就业中，健康对非农就业收入的影响是如何随着收入水平的变化而变化。健康对于农村劳动力的非农收入影响是非常不同的，如表7-3所示。对于男性来说，健康存量对于其非农就业收入正相关，且在10%置信水平下显著，而对于女性则不显著。短期健康冲、长期健康冲击对于男性的非农就业收入影响也不显著，女性则受长期健康冲击显著。这一结果和前文所得出的结果基本一致，首先男性劳动力由于从事更多的体力劳动，健康状况对于其获得更高的非农就业收入至关重要；女性由于从事的工作多为服务类、加工类等劳动强度较小的工作，因此受影响并不显著。其次，当遭遇健康状况下降时，男性劳动力也很少因此而减少非农就业从而降低收入；女性由于对不是家庭收入的主要来源，因此更偏向于调整非农就业状态，更多的从事家务劳动或是休息，健康冲击会显著降低其非农就业收入。但值得注意的是，女性的非农就业收入受教育因素影响明显且在1%置信水平下显著，而男性受影响的显著程度则相对较低。

表 7-3　健康对非农就业收入的影响（性别分组）

| | 男性 | 女性 | 18—44 岁 | 45 岁及以上 |
|---|---|---|---|---|
| 健康存量 | 1.461* | 1.091 | 0.885 | 2.806*** |
| | (0.859) | (1.203) | (0.962) | (1.061) |
| 短期健康冲击 | 0.238 | −0.119 | 0.0432 | 0.172 |
| | (0.178) | (0.251) | (0.194) | (0.228) |
| 长期健康冲击 | −0.128 | −0.189* | −0.298*** | 0.0232 |
| | (0.0847) | (0.102) | (0.0793) | (0.114) |
| 年龄 | 0.0995** | 0.0165 | | |
| | (0.0448) | (0.0547) | | |
| 年龄平方 /100 | −0.108*** | −0.101** | | |
| | (0.000358) | (0.000483) | | |
| 受教育程度 | 0.139* | 0.499*** | 0.209*** | 0.298*** |
| | (0.0769) | (0.100) | (0.0421) | (0.0919) |
| 工作经验 | −0.0285 | 0.0429 | −0.00690 | −0.0266 |
| | (0.0254) | (0.0275) | (0.00518) | (0.0181) |
| 性别 | | | −0.468*** | −0.610*** |
| | | | (0.0773) | (0.115) |
| 辽宁 | 0.349** | 0.903*** | 0.757*** | 0.345 |
| | (0.164) | (0.273) | (0.192) | (0.261) |
| 黑龙江 | 0.413** | 0.395 | 0.880*** | |
| | (0.177) | (0.361) | (0.212) | |
| 江苏 | 0.428** | 1.002*** | 1.012*** | 0.124 |
| | (0.168) | (0.257) | (0.194) | (0.245) |

续表

| | 男性 | 女性 | 18—44 岁 | 45 岁及以上 |
|---|---|---|---|---|
| 山东 | 0.474*** | 1.137*** | 0.874*** | 0.550** |
| | (0.174) | (0.271) | (0.193) | (0.279) |
| 河南 | −0.539** | | | −0.797** |
| | (0.216) | | | (0.313) |
| 湖北 | | 1.223*** | 0.619*** | 0.412 |
| | | (0.274) | (0.208) | (0.270) |
| 湖南 | 0.359** | 0.423 | 0.663*** | 0.0260 |
| | (0.170) | (0.276) | (0.209) | (0.248) |
| 广西 | −0.298* | −0.000343 | 0.0831 | −0.725*** |
| | (0.164) | (0.249) | (0.187) | (0.247) |
| 贵州 | −0.0176 | 0.744*** | 0.576*** | −0.130 |
| | (0.168) | (0.274) | (0.199) | (0.255) |
| _cons | 6.797*** | 6.486*** | 8.438*** | 9.263*** |
| | (0.714) | (0.898) | (0.314) | (0.854) |
| N | 701 | 435 | 688 | 448 |

注：*、**、***分别表示在10%、5%、1%置信水平下显著，括号内为标准误。

从表7-3年龄分组的结果看，也基本上和前文的分析一致。对于中年组而言，较高的健康存量即良好的健康状况就意味着更高的非农就业收入。同时，由于受年龄和健康状况影响，中年组更倾向于选择劳动强度较小的工作，这就造成当健康状况下降时，青年组的受影响程度要高于中年组。

## 四、本章小结

尽管以往研究健康对非农收入影响的文献已经相对较多，但对健康变量的内生性问题考虑的不够，同时也没有考虑健康对于不同收入层次的农村劳动力产生的异质性影响。而本章采用的 QR 模型则更为准确的描述了健康在全部非农收入分布上产生的影响，这是最主要的贡献。

结论主要归纳为以下几点：

1. 健康人力资本是影响我国农村劳动力非农收入的重要因素。在控制了教育、年龄、工作经验以及就业地区之后，作为健康状况衡量指标的健康存量对非农就业收入有着正向的显著影响，反映健康状况下降的健康冲击则对非农就业收入有着负向的影响。从分位数回归结果看，健康状况改善对于低收入分组效果更好，这就意味着如果全面提高农村劳动力的健康水平，则低收入人群受益更多，并且能缩小不同收入之间的差距。从当前来看，改善健康状况可以有效提高其非农就业收入，促进农村发展。

2. 通过男女劳动力的比较可以看出，男性劳动力受健康状况影响较为显著，女性劳动力则容易受健康冲击影响从而影响非农就业的增加，同时女性受教育因素影响显著。因而加强农村地区的教育投入，将会使农村女性劳动力获得更大的回报，从而缩小我国农村地区男女在非农就业方面的收入差距。而从年龄分组情况看，中年组更容易受健康状况的影响，良好的健康状况意味着更高的非农就业收入。因此，随着我国"人口红利"的逐渐消失，重视对农村劳动力健康人力资本的投资，可以有效增加农村劳动力的供给。

3.我国由于各地区发展不均衡，不同地区农村劳动力在非农就业收入方面受地区因素影响较大，非农就业的工资性收入的地区差异是导致农村劳动力收入差距的重要原因。

# 第八章
## 健康对非农收入影响的持续性效应

从最近的研究现状看，Thomas（2009）针对微观调查数据所造成的内生性问题是关注的焦点，自然实验和准实验的方法开始被使用。有学者（Halla，2013）利用一些健康方面的突发事件来分析健康对于工作及收入的影响，其中 Garcia-Gomez（2011）使用是否遭遇严重的医院治疗作为健康冲击的衡量指标，将处于工作状况的样本划分为遭遇健康冲击组和无健康冲击组，利用荷兰6年的跟踪数据，采用倍差法（Difference-in-Difference，DID）发现健康冲击会显著降低就业率及收入，并且这一影响在两年后依然存在。Lundborg（2015）在考虑社会经济异质性影响的基础上，依据受教育程度的不同和是否遭遇健康冲击采用三重差分估计（Difference-in-Difference-in-Difference，DDD）划分实验组和控制组，分析健康冲击对个人收入的短期和长期的异质性影响。但使用这种方法在选择健康冲击指标方面具有一定的局限性，如果仅仅把一些意外事故看作是健康冲击的话，虽然意外事故具有不可预测性的特点，但也不排除风险意识低的人有可能会选择高风险性的工作从而造成健康冲击并非外生（Mohanan，2013）。

综上，本章将在消除内生性问题的基础上，分析健康冲击对我国农村人口收入的持续性影响。与传统两期面板数据 DID 模型不同，采用中国健康与营养调查2006年、2009年和2011年的三期平衡面板数据，以在前一期调查中没有受到健康冲击而在第二期调查中受到健康冲击的样本作为实验组，通过构建 DID 模型实证分析健康冲击的发生对我国农村人口收入影响的持续性效应。

## 一、研究模型

双重差分法（DID）被大量应用于劳动经济学和健康经济学领域的相关研究（Marcus，2013；Lundborg，2015）。本文采用 CHNS 调查的2006年、2009年和2011年数据，并选择全部参加三次调查的样本，构建一个三期平衡面板数据。本文将样本分为实验组（遭遇健康冲击组）和控制组（未遭遇健康冲击组），与两期面板数据划分方法不同，将实验组定义为2006年未遭遇健康冲击，而2009年遭遇健康冲击的农村人口，并继续观察这部分样本在2011年的收入状况。将控制组定义为在三次调查中均未遭遇健康冲击的农村人口。这一数据的选择和模型设定的优势在于：首先，对个体跟踪调查的平衡面板数据的使用可以很好地观测到健康状况对收入的影响，从而避免反向因果关系的发生。其次，实验组以在前一期调查中没有受到健康冲击而在第二期调查中受到健康冲击的样本为划分对象，这样得到的实验组样本无法预测自己是否会在未来遭遇健康冲击，更不会因此而改变自己的劳动状况。

基本回归模型设定如下：

$$Y_{it} = \alpha + \beta time + \gamma shock_{it} + \delta(shock_{it} \times time) + \rho X + \varepsilon_{it} \quad （1）$$

公式（1）中 $Y_{it}$ 代表农村人口在 t 时期的收入状况，分别为农业收入和非农收入。解释变量中，time 为时间虚拟变量，time=0 代表遭遇健康冲击之前（2006年），time=1 代表遭遇健康冲击之后（2009年和2011年）。$shock_{it}$ 为遭遇健康冲击变量，在2009年遭遇健康冲击的为1，没有遭遇健康冲击的为0. $shock_{it} \times time$ 是健康冲击与时间虚拟变量的相乘项。X 是与农村人口个人有关的控制变量，包括性别、年龄和受教育年限。

为观察健康冲击对农村人口收入的动态影响，在公式（1）的基础上设定多阶段倍差回归模型：

$$\begin{aligned} Y_{it} = \alpha + \beta_1 time1 + \beta_2 time2 + \gamma shock_{it} + \delta_1(shock_{it} \times time_1) \\ + \delta_2(shock_{it} \times time_2) + \rho X + \varepsilon_{it} \end{aligned} \quad （2）$$

在公式（2）中 time1 和 time2 分比为2009年和2011年的虚拟变量，代表2009年和2011年的观察样本，其余变量与公式（1）相同。此外，本文还尝试观察健康冲击是否会随着农村人口受教育程度的不同而有所差异，因此将公式（1）和公式（2）进一步修改为 DDD 的形式，

$$Y_{it} = \alpha + \beta_1 time1 + \beta_2 time2 + \gamma shock_{it} + \theta_1 edu_{it}$$
$$+ \theta_2 (edu_{it} \times shock_{it}) + \theta_3 (edu_{it} \times time1) + \theta_4 (edu_{it} \times time2)$$
$$+ \delta_1 (shock_{it} \times time1) + \delta_2 (shock_{it} \times time2) + \tau_1 (edu_{it} \times shock_{it}$$
$$\times time1) + \tau_2 (edu_{it} \times shock_{it} \times time_2) + \rho X + \varepsilon_{it} \quad （3）$$

公式（3）中将公式（2）中的受教育年限变为高中及以上的教育程度的虚拟变量，并加入教育程度与健康冲击以及时间虚拟变量的多项相乘项，此时 X 中只包含农村人口的性别和年龄。其中最受关注的是 $edu_{it} \times shock_{it} \times time$ 的估计系数，它可以表示高中及以上教育程度的农村人口相对于较低受教育程度的农村人口在遭遇健康冲击时的影响是否存在差异。

## 二、数据选取与变量设定

### （一）数据选取

本章根据研究需要，选用2006年、2009年和2011年的调查数据。在所有农村人口样本中，选择18—60周岁的成年劳动力作为研究对象，其中参加全部3次跟踪调查的有效样本共计6984个。

### （二）变量设定

为考察农村人口收入情况，本章采用农业收入和非农收入两个指标进行衡量。农业收入包括集体和家庭农业收入、饲养家禽和家畜收入、渔业收入，非农收入主要是非农就业所得收入。

为避免采用主观自评健康状况作为健康指标而导致结果可

能出现的偏差，根据 Coile（2004）对急性健康冲击和慢性健康冲击的定义，采用"过去的四周中，你是否生过病或受过伤？是否患有慢性病或急性病？"来定义健康冲击变量。一方面客观指标的选择可以避免因主观描述健康带来的偏差（Bound，1991），另一方面这种选择增强了健康冲击的外生性和不可预测性。考虑到健康冲击对农村人口的收入具有持续性的影响，其他控制变量包括受教育年限、年龄、性别等。

## 三、实证结果分析

### （一）均值分析

#### 1. 简单均值分析

从表8-1变量的均值结果看，实验组农村人口非农收入明显低于控制组。在2006年均未遭遇健康冲击时，控制组非农收入比实验组高0.2万元。到2009年健康冲击发生时，控制组的人均非农收入比实验组高0.6万元，并且这种差异一直到2011年并未发生改善，健康冲击两年后控制组的人均非农收入仍要比实验组高0.61万元。这说明健康冲击确实会对农村人口非农就业收入产生巨大影响，当健康冲击发生时，农村人口可能会因此而退出非农就业市场，从而减少了农村人口的非农收入。对于农业收入而言，健康冲击并未对农村人口的农业收入产生巨大影响，实验组和控制组的平均农业收入基本相当。但不可忽视的是，从控制组的非农收入和农业收入均值情况看，非农收入要远高于农业收入，也就是说农村人口要想获得更高的收入要更多的依赖对非农就业的参与。

表8-1 简单均值分析

|  | 没有遭遇健康冲击（控制组） | | | 遭遇健康冲击（实验组） | | |
|---|---|---|---|---|---|---|
|  | 2006 | 2009 | 2011 | 2006 | 2009 | 2011 |
| 非农 | 0.476 | 0.839 | 0.988 | 0.264 | 0.241 | 0.384 |
| 收入 | （1.114） | （2.756） | （2.333） | （0.481） | （0.466） | （0.699） |
| 农业 | 0.172 | 0.376 | 0.512 | 0.180 | 0.375 | 0.528 |
| 收入 | （0.429） | （0.769） | （0.944） | （0.298） | （0.638） | （0.877） |
| 性别 | 1.543 | 1.543 | 1.543 | 1.581 | 1.581 | 1.581 |
|  | （0.501） | （0.499） | （0.498） | （0.483） | （0.483） | （0.482） |
| 年龄 | 44.414 | 47.414 | 49.433 | 47.001 | 50.003 | 51.943 |
|  | （9.671） | （9.674） | （9.664） | （8.812） | （8.812） | （8.831） |
| 教育 | 7.533 | 7.522 | 7.533 | 6.561 | 6.564 | 6.571 |
| 年限 | （4.062） | （4.001） | （4.023） | （3.933） | （3.974） | （3.832） |

注：括号内为标准差。

## 2. 无条件倍差分析

从非农收入情况看（表8-2），实验组在2006年、2009年和2011年均比控制组要低，尤其是在2009年遭遇健康冲击之后，这种差距在不断扩大。2009年健康冲击使得实验组非农就业收入均值显著低于控制组。而在遭遇健康冲击后的第二年，对实验组的这种影响依然存在，且效果显著。由DD1.DD2均为负，且 DD1 显著，说明健康冲击对农村人口非农就业收入的负向影响效果较为明显，且影响速度较快，并存在一定的持续性。从农业收入的情况看，实验组和控制组在历年的均值相差不大，说明健康冲击并未对农村人口的农业收入产生显著的影响。虽然 DD1.DD2 均为负，但并不显著，且对农业收入的影响非常小。

表 8-2　健康冲击对控制组和实验组的无条件倍差分析

| | 没有遭遇健康冲击（控制组） | | 遭遇健康冲击（实验组） | |
| --- | --- | --- | --- | --- |
| | 农业收入 | 非农收入 | | 非农收入 |
| 2006 | 0.172（0.429） | 0.476（1.114） | 0.180（0.298） | 0.264（0.480） |
| 2009 | 0.376（0.769） | 0.839（2.756） | 0.375（0.638） | 0.241（0.466） |
| 2011 | 0.512（0.944） | 0.988（2.333） | 0.528（0.887） | 0.384（0.699） |
| DIFF1 | 0.008（0.041） | −0.212(0.135) * | | |
| DIFF2 | −0.001（0.041） | −0.598(0.135) *** | | |
| DIFF3 | 0.014（0.058） | −0.604（0.164）*** | | |
| DD1 | −0.008（0.058） | −0.386(0.191) * | | |
| DD2 | −0.014（0.082） | −0.006（0.232） | | |

注：括号内为标准差；*、**、*** 分别表示在10%、5%、1% 的水平上显著。

## （二）回归结果分析

由表8-3的回归结果可知，健康冲击对农村人口非农收入的影响显著为负，说明农村人口的非农就业收入会因为健康冲击的影响而减少。为了观察健康冲击是否对农村人口收入存在一定的持续性影响，本文将健康冲击的影响分为遭遇冲击当年（2009年）的影响与冲击后2年（2011年）的影响。2009年和2011年变量对非农收入的影响为正且显著，说明控制组和实验组的非农收入受到了时间的影响，也就是随着我国人工成本的不断提高，农村人口的非农收入随着时间的推移而增长。但从健康冲击*2009年和健康冲击*2011年变量显著为负的情况看，这种随时间增加的趋势和健康冲击交叉时，这种趋势受到了削弱。在控制了人口学特征等变量后，健康冲击*2009年显著为负，说明在健康冲击发生的当年，农村人口的非农就业收入会受到健康因素的影响而出现减少。而健康冲击*2011年变量显著为负，说明健康冲击对于农村人口的非农收入的影响存在一定的持续性，也就是在健康冲击发生后的第二年这种影响依然存在。

从健康冲击对农村人口农业收入影响的情况看，健康冲击、健康冲击*2009年和健康冲击*2011年对农业收入均没有显著的影响，说明在2009年遭遇健康冲击后，控制组和实验组的农业收入没有差异。对此，可能的解释是健康冲击更多影响到的是对健康人力资本要求较高的非农就业，而随着农业机械化的不断普及以及家庭中其他成员在农业生产中的参与，健康冲击并不会对农业生产及收入产生很大的影响。

表 8-3　健康冲击对农村人口收入的影响

|  | 非农收入 | 农业收入 |
| --- | --- | --- |
| 2009 年 | 0.387***(0.064) | 0.202***(0.020) |
| 2011 年 | 0.534***(0.057) | 0.342***(0.023) |
| 健康冲击 | −0.072*(0.042) | −0.022(0.021) |
| 健康冲击 *2009 年 | −0.410***(0.082) | −0.003(0.049) |
| 健康冲击 *2011 年 | −0.416***(0.080) | 0.0113(0.063) |
| 性别 | −0.348***(0.055) | 0.038**(0.018) |
| 年龄 | −0.0003(0.002) | −0.0009 (0.001) |
| 受教育年限 | 0.109***(0.009) | −0.026***(0.002) |
| 常数项 | 0.187(0.196) | 0.358***(0.068) |
| 样本数 | 6984 | 6984 |

注：*、**、*** 分别表示在10%、5%、1% 的水平上显著。

表8-4进一步采用 DDD 模型，估计健康冲击对不同受教育程度的农村人口收入的影响。从表4的结果可以发现，是否受过高中及以上教育会显著的增加农村人口的非农就业收入，而高中 *健康冲击项的系数虽然为负，但这种负向的影响并不显著，说明在遭遇健康冲击时，受过高中及以上教育的农村人口与没有受过高中及以上教育的农村人口在非农就业收入减少方面并没有太大的差异。可能的解释是农村人口从事的更多的是体力性的非农工作，因此对于健康状况要求较高，当健康状

况发生问题时其相应的收入就会受到影响。高中 *2009 年和高中 *2011 年显著为正，说明教育作为人力资本之一随着时间的推移会显著提高农村人口的非农就业收入。但当遭遇健康冲击时，高中教育与是否遭遇健康冲击及时间的交叉项系数统计显著为负，说明健康冲击发生当年以及发生后的两年农村人口的非农收入均会出现显著的下降。

在农业收入方面，高中、高中 *2009 年和高中 *2011 年变量显著为负，可能的解释是，对于受教育程度高的农村人口而言，他们会更多地选择收入较高的非农就业，从而减少在农业生产方面的投入，相应的农业收入显著减少。而高中教育与是否遭遇健康冲击及时间的交叉项系数不显著，则表明健康冲击对于不同受教育程度的农村人口的农业收入没有影响上的差异。

表 8-4　健康冲击对农村人口收入的影响（区分是否受过高中及以上教育）

|  | 非农收入 | 农业收入 |
|---|---|---|
| 2009 年 | 0.251***(0.048) | 0.224***(0.022) |
| 2011 年 | 0.330***(0.039) | 0.379***(0.026) |
| 健康冲击 | −0.222***(0.030) | −0.030(0.029) |
| 高中 | 0.483***(0.072) | −0.121***(0.016) |
| 高中 *2009 年 | 0.711***(0.244) | −0.154***(0.035) |
| 高中 *2011 年 | 1.204***(0.219) | −0.252***(0.042) |
| 高中 * 健康冲击 | −0.067(0.141) | 0.077(0.060) |
| 高中 *2009 年 * 健康冲击 | −1.228***(0.287) | 0.058(0.089) |

续表

|  | 非农收入 | 农业收入 |
|---|---|---|
| 高中 *2011 年 * 健康冲击 | −1.480***(0.284) | 0.035(0.122) |
| 性别 | −0.470***(0.051) | 0.067***(0.018) |
| 年龄 | −0.011***(0.002) | 0.002*(0.001) |
| 常数项 | 1.586***(0.131) | 0.023(0.055) |
| 样本数 | 6984 | 6984 |

注：*、**、*** 分别表示在10%、5%、1% 的水平上显著。

## 四、本章小结

本章的实证结果显示，在农村人口非农收入方面，健康冲击无论是在发生的当期还是延后期均使得其非农收入显著下降，即便是在考虑不同受教育程度的前提下，这种健康冲击的持续性效应依然存在并且显著。在农业收入方面，健康冲击的影响则不显著并且不存在持续性的效应。

上述研究分析和结论有两个方面的政策含义。首先，对于农村人口而言，健康状况与其劳动供给和劳动收入关系密切，要想提高农村人口的劳动参与率，首要的是保障其良好的健康状况以及减少健康冲击发生的概率和持续时间。因此，需要科学配置医疗资源，增加农村基层卫生服务机构数量，提高农村人口医疗服务的可及性。加快推进统筹城乡的医疗保险体系及农村大病保险建设，简化并规范医保结算报销流程，积极推行定点医疗机构的及时结报和异地结报，使得农村人口的健康需求及时得到满足，从而降低农村人口遭遇各种慢性病或急性病的可能性，减少和遏制"因病致贫、因病返贫"等现象的发生。其次，伴随着我国"人口红利"的逐渐消失，农村适龄劳动力的供给正在减少。在这一大的背景之下，提高农村人口的健康状况可以增加其健康存量，提升其劳动参与率及劳动生产率，从而可以以"质"的提高弥补"量"的减少。相比较教育、职业培训等人力资本投资而言，"健康扶贫"即增加健康资本的投资对于农村人口而言更为持久有效。

# 第九章
## 结论与政策建议

本章首先对全文的研究进行总结，然后在研究结论的基础上提出相应政策建议。

## 一、主要结论

本文利用2004年至2011年的中国健康和营养调查（CHNS）数据，在借鉴大量国内外相关研究成果的基础上，运用计量经济学和健康经济学的相关理论与方法，运用理论分析和实证研究相结合的研究思想，对健康与农村劳动力非农就业之间的关系进行了系统研究。在健康度量方面，由于健康自评建立在主观评价的基础上，往往会受到测量误差的影响，这种影响是由个体的异质性引起的。为克服健康自评这种在测量过程中的误差，采用一种潜在健康存量的变量，这一过程的实质就是使用一系列的特定的健康标准来作为工具变量，从而消除健康自评的内生性以及潜在的测量误差。除了构建健康存量外，本文还制定了健康冲击来衡量个人的健康的逐渐恶化的变量。这种冲击通过时间的推移来消除健康偏差，从而消除了个人的作用。

　　针对本文提出的关于农村劳动力非农就业的4个核心问题：（1）健康状况是否对农村劳动力的非农就业参与存在影响？健康与农村劳动力非农就业参与成正相关关系，健康可以使得人在体力、脑力，或者认知能力上都更加具有优势，也同时意味着能够工作更长的时间。健康作为人力资本的主要组成部分之一，成为影响农村劳动力是否参与非农就业重要因素。较高的健康水平意味着较高的非农就业参与率。而由于是否从事非农就业与收入水平正相关，这意味着不参与非农就业对于农村劳动力而言机会成本较高。（2）健康状况是否对农村劳动力的非农就业时间存在影响？健康可以改变农村劳动力对工作和闲暇的时间偏好，从而影响其非农就业的时间，如果健康状况出现下降，则很可能会导致其劳动能力的下降，进而退出非农就业市场。而健康状况良好的人的就业选择余地较大，更不容易失业或退出劳动力市场。对于农村劳动力而言，健康状况变化并不一定导致其直接退出非农就业市场，可能只是减少其非农就业时间。（3）健康人力资本是否对农村劳动力非农就业收入产生影响？良好的健康水平能够有效减弱教育、年龄对农村劳动力外出就业的影响，延长农村劳动力非农就业的时间，增加非农就业收入。健康从整体上可以促进农村劳动力非农收入的增加，但对不同收入层次的农村劳动力，健康的影响具有明显的异质性。健康在不同的分位下对非农收入的影响不同，对高收入、低收入的影响系数存在区别。而在性别分组和年龄分组的结果比较中，农村劳动力受健康因素影响也存在性别差异和年龄差异。（4）健康在对农村劳动力的非农就业收入造成影响时，这种影响是短期的还是长期的？尤其是这种影响对于农村劳动力的农业收入和非农业收入是否具有差异性，对哪项收入的影响更大？

在对上述四个主要问题做出分析的基础上，基于 CHNS 数据对农村劳动力健康对于非农就业的影响进行了经验研究，本文得出的主要结论如下：

（1）健康与非农劳动就业之间存在的正相关关系，健康状况显著影响非农就业参与，健康状况越好其非农就业参与越高。实证结果表明，从总体样本看，反映健康状况的健康存量对非农就业参与成正相关关系，并显著影响非农就业。短期健康和长期健康冲击作为反映健康状况是否下降的指标，对于非农就业参与有着显著的负向影响，当健康状况出现下降时，非农就业参与会下降。

（2）健康状况会显著影响非农就业时间，农村劳动力在遭遇健康冲击之后并不是直接退出劳动力市场，而是减少其非农就业时间。由于非农就业时间属于限制变量，因此采用了 Tobit 模型来进行估计。由于反映健康状况的健康存量是一个有序变量，其影响程度并不能量化，但并不影响结论的得出，较低健康存量会导致较少的非农就业时间。健康冲击能显著减少非农就业时间，而且受健康冲击程度不同，对非农就业时间的影响也不同，更严重健康冲击影响会更大程度的减少非农就业时间。由于健康冲击的动态特性，即在目前的健康存量前提下，健康冲击对非农就业劳动时间仍有显著的负面影响。

（3）健康从整体上显著促进了农村劳动力非农收入的增加，健康人力资本是影响我国农村劳动力非农收入的重要因素。在控制了教育、年龄、工作经验以及就业地区之后，作为健康状况衡量指标的健康存量对非农就业收入有着正向的显著影响，反映健康状况下降的健康冲击则对非农就业收入有着负向的影响。对不同收入层次的农村劳动力，健康的影响具有明显的异质性。从分位数回归结果看，健康状况改善对于低收入分组效果更好，这就意味着如果全面提高农村劳动力的健康水平，则低收入人群受益更多，并且能缩小不同收入之间的差距。从当前来看，改善健康状况可以有效提高其非农就业收入，促进农村发展。此外，我国由于各地区发展不均衡，不同地区农村劳动力在非农就业收入方面受地区因素影响较大，非农就业的工资性收入的地区差异是导致农村劳动力收入差距的重要原因。

（4）从农村劳动力的性别差异情况看，健康对于非农就业参与、非农就业时间和非农就业收入的影响有着显著的性别差异。相对于女性而言，男性非农就业参与受健康存量影响更大且显著。同时，由于男性作为家庭收入的主要来源，从事的大多是相对稳定的工作，因此，在遭遇健康状况下降时，他们往往倾向于继续从事非农就业工作。而女性遭遇健康状况下降时，她们往往会减少非农就业参与。男性和女性在工作小时上存在很大差异，男性劳动力的非农就业时间较长，但是健康存量状况和健康冲击对非农就业时间的影响上，女性受到的影响程度更大，女性更倾向于根据健康状况的情况来调整非农就业时间，同样存在较大的性别差异。

男性劳动力受健康状况影响较为显著，女性劳动力则容易受健康冲击影响从而影响非农就业的增加，同时女性受教育因素影响显著。因而加强农村地区的教育投入，将会使农村女性劳动力获得更大的回报，从而缩小我国农村地区男女在非农就业方面的收入差距。

（5）由于健康有着明显的周期性，随着年龄的增长健康存量会逐渐增加，然后健康会随时间而磨损消耗。从年龄的分组结果看，健康对于农村劳动力非农就业的影响也存在着显著的组间差异。健康状况对于中年组的非农就业参与影响更大，这就意味着对于年龄相对较大的农村劳动力而言，只有拥有更为良好的健康状况才意味着能实现非农就业。从健康冲击的影响情况看，短期内的健康状况下降会对青年组的农村劳动力非农就业产生负向影响，而中年组由于受年龄的限制往往在健康方面恢复较慢，因此他们受长期健康冲击影响更大。健康对于非农就业时间的影响也存在巨大的差异。中年组的农村劳动力受健康影响程度更大，拥有良好的健康状况意味着更长的非农就业时间。中年组更容易受健康状况的影响，良好的健康状况意味着更高的非农就业收入。因此，随着我国"人口红利"的逐渐消失，重视对农村劳动力健康人力资本的投资，可以有效地保障农村劳动力供给的增加。

（6）在农村人口非农收入方面，健康冲击无论是在发生的当期还是延后期均使得其非农收入显著下降，即便是在考虑不同受教育程度的前提下，这种健康冲击的持续性效应依然存在并且显著。在农业收入方面，健康冲击的影响则不显著并且不存在持续性的效应。

总体而言，本文通过使用 CHNS 数据，针对健康对于非农就业参与、非农就业时间、非农就业收入这三个主要问题应用更为合适的计量方法，验证了人力资本理论和卫生经济学相关理论对我国农村劳动力在非农就业中的实用性。和以往的研究相比较，首先，在健康的度量方面，健康度量的复杂性和困难性已经得到广泛认识，不同的健康度量指标会导致不同的计量研究的结果。本文对于健康度量的处理，采用主观健康自评与客观测量指标相结合的方法，充分体现健康度量的综合性以及健康变量动态性的特点。其次，针对健康对于农村劳动力非农就业影响的性别差异和年龄差异做进一步的分析，得出更为细致的分析结果。

## 二、政策建议

作为人力资本框架下的重要组成部分，健康人力资本积累是实现农村劳动力非农就业的重要基础，健康对我国农村劳动力的重要性不言而喻，深入研究健康对农村劳动力非农就业具有重要的理论和现实意义。自我国改革开放以来，大量农村的廉价剩余劳动力是我国经济得以迅速发展的一个重要原因。但是，随着我国人口结构发生变化以及"老龄化"时代的到来，我国的"人口红利"正在逐步消失，劳动力短缺的现象已经开始显现。在现有的计划生育政策下，我国的人口结构短时间内难以发生改变，那么提高现有农村劳动力的健康状况可以提升人力资本的积累。在农村劳动力数量不断下降的同时，通过提升其相应的质量，是实现农村劳动力有效供给增加的一个途径。因此，我国政府应从多种政策方面着手来改善农村劳动力的健康状况：

## （一）加快农村医疗卫生事业发展

加快我国农村医疗卫生事业的发展，要逐步消除目前城乡医疗卫生水平之间的差距，加快改变农村卫生事业发展相对落后的局面，使得我国农村人口能够逐步地享受到和城镇居民水平相同的医疗保健服务。全面统筹发展城乡医疗卫生事业，增强农村劳动力健康人力资本积累，促进其实现非农就业。

根据已有的城乡之间医疗卫生资源的对比，在城乡每千人口卫生技术人员比例、乡镇卫生院的设立、农村地区医疗人才数量等各个方面，虽然农村地区的医疗卫生资源总数呈现不断上升的趋势，但是城市在这方面的增长速度仍然快于农村，城乡间的这种资源方面的差距并没有逐渐缩小，城乡差异依然明显。实现统筹发展城乡医疗卫生事业，需要强化政府的职能作用，政府的推动和支持是农村医疗卫生事业发展的根本和前提。在原有的基础上，政府应进一步加大农村医疗卫生服务投入力度，实行各级政府的医疗卫生投入向农村适度倾斜。政府尤其要加大对农村贫困地区的医疗卫生投入，保障农村的贫困人口能够获得平等的基本医疗卫生服务。

政府在加大投入规模的同时，还需要科学的调整医疗卫生资源在城乡间的分配与利用，彻底改变城乡之间资源配置不均衡的现状。加大对农村基层卫生机构的各方面的投入，改变目前农村医疗卫生机构医疗用房短缺、仪器设备简陋、技术力量落后以及医疗服务水平较低的现状，在卫生机构基础建设等方面给予足够的支持。针对农村基层卫生机构来说，除提高自身医疗卫生资源的配置水平和医疗服务水平外。还要充分有效的利用目前有限的资源，将农村医疗卫生资源进行重新优化组合，使农村基层卫生机构的作用发挥到最大。相对于城市而言，农村在医疗卫生人员配备方面要逐步提高农村卫生服务队伍素质，加强农村医疗卫生人才的培养和技术水平的提高。要在现有的政策和改革的基础上，严格实施培训考核制度与执业医师注册等各方面的制度，对达不到任职要求工作人员进行分流，使具有一定学历和职称的人才能够脱颖而出，从而提升农村卫生服务人员的整体素质。制定合理的职称晋升制度与薪酬制度，从根本上调动机构内部人员的积极性，不断吸引各类卫生事业管理人才与中高级专业技术人才进入农村基层卫生机构。

同时，在保证城市医疗服务水平的前提下，加强城市和农村各级基层卫生机构相互之间的交流，促进城市医疗卫生资源向农村卫生机构的流转，使农村基层卫生机构得到城市各类医疗机构的帮扶。只有不断地增加对农村医疗卫生资源的投入总量，合理调整各种医疗卫生资源的配置结构，加快农村医疗事业的整体发展，农村医疗卫生服务的需求才能得以满足，才能使农村劳动力的健康状况得以改善。

## （二）保障城市农村劳动力健康权益

非农就业的农村劳动力大都从事于环境污染重、职业病流行的行业，致使其在就业过程中面临高强度的过程性环境污染暴露，健康人力资本更容易受到损伤。因此，要加强对企业用工制度的建设和管理，加快产业结构的调整和洁净生产技术的推广，对产生严重危害的企业进行专项整治和改造，实行更加严格的劳动保护制度与标准，减轻农村劳动力在劳动作业中的污染暴露强度。严格监管企业安全生产环境，增强卫生防护设施的安全性，改善农村劳动力工作环境与条件，减少各种生产企业在生产过程中污染物的排放，减少健康危害因素，最大限度地降低农村劳动力在非农就业过程中职业病的发病概率。

目前的农村合作医疗保障更多的是服务于扎根在农村当地的农村居民，而大多数从事非农就业的农村劳动力流动性较强，尤其是那些进城务工的农村劳动力，对于新型农村合作医疗就不太适合。而城市的各种医疗、工伤等医疗保障制度和农村的合作医疗制度并不能衔接。如何建立起城乡衔接的，考虑农村劳动力自身特质的健康医疗保障制度，需要做进一步的改善。近年来，我国面对城镇职工的多层次医疗保障体系已逐步建立，但这一基本医疗保险制度并没有使农村劳动力从中享受到医疗保障的利益。因此，还应尽快将进入城市从事非农就业的农村劳动力纳入城镇基本医疗保险范围内，从根本上破除部门和地域限制，在法律上切实提高其社会和经济地位，建立一个覆盖全国的统一网络。

此外，影响农村劳动力享受医疗卫生服务的主要原因还包括缺乏合适的医疗保障。为此，应该针对从事非农就业的农村劳动力的特殊性，政府需要建立起多层次、多险种的医疗保险制度以适用不同的群体。由于农村劳动力缺乏必要的组织依托，将其纳入基本医疗保险制度存在诸多困难，如何在农村劳动力范围内推进基本医疗保险制度还存在很多问题。政府可以根据不同地区农村劳动力的特点来进行医疗保险方案的设计，逐步降低参加医保的自付比例，以提高农村劳动力以及用工企业参保的积极性，将更多的农村劳动力纳入基本医疗保险中。各级管理部门还应不断加强对参保企业的监督与管理，逐步解决将进城从事非农就业的农村劳动力纳入基本医疗保险制度的难题。

### （三）增加农村劳动力健康保健意识

健康是农村劳动力实现非农就业、增加收入的基础，而医疗的目的则是为了保障健康。对于我国广大的农村地区而言，由于在基础条件等各方面都和城市存在巨大差距，要在短期内解决健康问题存在巨大困难。而农村劳动力在非农就业过程中面临的工作环境差、身体负荷较重、职业病等各种健康问题，又对农村居民的健康产生更大的负面影响。面对这些问题，在已有的条件下预防更重于治疗，加强对农村居民日常健康观念的教育是一个有效手段。

近年来，城镇居民的健康观念在逐步加强，各种体育设施、体育场馆等健身场所不断增多，各种健康运动方式也有更多人的参与。相对于城市，农村不仅缺乏城市中的运动环境，更缺乏这种保健意识。因此，需要加大对农村的健康教育，推广基本的医疗保健知识、营养科学知识，提高农村居民自我保健意识和能力，引导其养成良好的卫生生活习惯，减少因不良的生活习惯而导致的疾病。从医学角度讲，要普及农村居民的健康营养知识，加强饮食、营养等方面的指导，提高其个人及后代的健康状况，从根本上提高农村劳动力的健康人力资本。针对农村劳动力健康人力资本投资的观念淡薄的现状，要树立健康人力资本的投资观念，使其认识到对健康人力资本是一项长期的投资，而不能只是在生病时才进行投资。引导农民对健康的投资，不仅仅要有病及时就医，而且要投资于预防性的医疗保健服务并增加对营养改善等方面的消费。

针对进城从事非农就业的农村劳动力，要改善个人以及工作环境卫生情况，注意饮食营养的质量，调整工作休息规律，预防各种职业病和强身保健以促进健康。明确用人企业对农村劳动力实行岗位培训的职责，对于具有一定危险隐患的具体工作更是需要严格制定和执行，预防和避免接触有害因素，从而降低职业病的发生，杜绝重大事故发生。加强安全教育培训是消除安全事故的重要手段，完善岗前培训和安全教育，使之从农民转变为个合格的农民工，这是当前农村劳动力实现非农就业的重要部分。

# 参考文献

[1] Andibert,M.(1986), "Agricultural non-wage production and health status: A case study in a tropical environment." Journal of Development Economics,24(2),275-91.

[2] Anne Beeson Royalty,Jean M. Abraham(2006), "Health insurance and labor market outcomes: Joint decision-making within households", Journal of Public Economics, 90,1561– 1577.

[3] Angrist, J.D., V. Chernozhukov, and I. Fernandez-Val. 2006."Quantile Regression under Misspecification, with an Application to the U.S. Wage Structure." Econometrica 74:539– 563.

[4] Arias, O; Hallock, K.F and W. Sosa-Escudero, (2001), Individual Heterogeneity in the Returns to Schooling: Instrumental Variables Quantile Regression using Twins Data, Empirical Economics, Vol. 26, No. 1, 7-40.

[5] Becker,Gary.(1965),"A Theory of the Allocation of Time," Econ. J.,

Sept. 75(299), 493- 517.

[6]　Berger,Mark C. and Belton M. Fleisher(1987),"Husband's Health and Wife's Labor Supply". Journal of Health Economics. Vol. 3. pp. 63-75.

[7]　Beckett MK, Elliott MN. Does the association between marital status and health vary by sex, race and ethnicity? RAND Working Paper Series 02–08, 2002.

[8]　Bloom,D.E.,Canning ,D(2000),"The health and wealth of nations." Science 287(18),1207-1209.

[9]　Bound,John and Richard V. Burkhauser(1999), "Economic Analysis of Transfer Programs Targeted on People with Disabilities." Handbook of Labor Economics, Volume 3, Edited by O. Ashenfelter and D. Card, Elsevier Science:Amsterdam, 3417-3528.

[10]　Bound,J.(1991),Self-Reported versus Objective Measures of Health in Retirement Models, Journal of Human Resourees,26:106-138.

[11]　Bound J, Schoenbaum M, Stinebrickner TR, Waidmann T. The dynamic effects of health on the labour force transitions of older workers. Labour Econ 1999; 6: 179–202.

[12]　Burtless,Gary T.(1987) " The Adequacy and Counter-Cyclical Effectiveness of the Unemployment Insurance System," Reform of the Unemployment Compensation Program, Hearing Before the Subcommittee on Public Assistance and Unemployment Compensation of the Committee on Ways and Means, House of Representatives, 100th Congress, First Session; Washington, D.C.:

U.S. Government Printing Office, 124-135.

[13] Cai, L., Mavromaras, K., and Oguzoglu, U. (2008), "The Effects of Health and Health Shocks on Hours Worked". IZA Discussion Paper, No. 3496.

[14] Campolieti M. Disability, the labor force participation of older men in Canada. Labour Econ 2002;9: 405–432.

[15] Chernozhukov, V., and Hanson, C.,(2005) ,AN IV model of quantile treatment effects. Econometrica 73(1),245-262.

[16] Coile, Courtney C. and Jonathan Gruber(2000), "Social Security and Retirement." NBER Working Paper 7830.

[17] Croppenstedt, Andre and Muller, Christophe(2000), "The Impact of Farmers' Health and Nutritional Status on Their Productivity and Efficiency: Evidence from Ethiopia", Economic Development and Cultural Change, Vol. 48, No. 3, 475-502.

[18] Currie, J., and B.C. Madrian(1999), "Health, health insurance and the labor market." Handbook of Labor Economics,3,3309-3416.

[19] Currie J,Madrian B.C.(1999),"Health, Health Insurance and the Labor Market" Handbook of Labor Economics,Vol.3.

[20] Dereon, S., Krishnan, P.(2000), "In sickness and in health: risk sharing within households in rural Ethiopia." Journal of Political Economy,108(4),688-727.

[21] Deolalikar, Anil B.(1988), "Nutrition and Labor productivity in agriculture: Estimates for Rural South India," Rev. Econ. Statist.,70(3).406-13.

[22] Disney, R. Emmerson, C and Wakefield, M. (2006) "Ill-health and retirement in Britain: a panel data-based analysis", Journal of Health Economics 25: 621-649.

[23] Dow et al. (1997), "Health care prices, health and labor outcomes: experimental evidence," RAND, Washington, DC.

[24] Dow, William et al.(1997), "Health care price, Health and Labor outcomes: Experimental evidence." Labor and Population program working paper series 97-01.

[25] Duncan Thomas, John Strauss(1997),Health and wages: Evidence on men and women in urban Brazil. Journal of Econometrics 77,159-185

[26] Dwyer DS, Mitchell OS. Health problems as determinants of retirement: are self-rated measures endogenous? J Health Econ 1999; 18: 173–193.

[27] Eisen, Marvin, Cathy A. Donald, John E. Ware, Jr., and Robert H. Brook(1980),Conceptualization and Measurement of Health for Children in the Health Insurance Study. Santa Monica,CA: Rand Corporation.

[28] Ferraro K.F(1980),Self-ratings of health among the old and the old-old,Journal of Health and Social Behavior,21(4):377-383.

[29] Fogel, Robert(1994), "Economic growth, Population theory and physiology: The bearing of long-term processes on the Making of economic policy," Amer.Econ.Rev.,84(3),369-95.

[30] Foster, Andrew and Rosenzweig, Mark R.(1992). "Information

Flows and Discrimination in Labor Markets in Rural Areas in Developing Countries," Proceedings of the World Bank Annual Conference on Development Economics" Mar.173-204.

[31] Frank Falkner and James M. Tanner, eds.(1986), "Growth in Early Childhood in Developing. Countries," Human growth, Vol. 3. New. York: Plenum, 241–62.

[32] Greene WH.(1993), Econometric Analysis (2nd edn). Macmillan Publishing Company: New York.

[33] Grossman,M(1972), "On the concept of health capita and the demand for health", The Journal of Political Economy 80(2):223-255.

[34] Gruber J, hanratty M.(1995) "The labor-market effects of introducing national health insurance: evidence from Canada." Journal of Business and Economic Statistics,13(2):163-173.

[35] Griliches, Zvi(1977), "Estimating the Returns to Schooling: Some Econometric Problems," Econometrica, Jan.45(1),1-22.

[36] G6mez,P.G.,Nicolas,A.L (2006), "Health shocks,employment and income in the Spanish labor market" .Health Economies,15(9),997-1009.

[37] Haan, P. ,Myck,M.(2009), "Dynamics of health and labor market risks". Journal of Health Economics,20(6),1116-1125.

[38] Haddad, Lawrence J. and Bouis, Howarthe.(1991), "The Impact of Nutritional Status on Agricultural Productivity: Wage Evidence From the Philippines," Oxford Bull. Econ Statist., Feb.53(1),45-68.

[39] John Strauss, Duncan Thomas(1998), "Health, Nutrition, and

Economic Development." J ournal of Economic Literature, 36,766-817

[40] Jonathan Gruber, Brigitte C. Madrian.(2002), "Health insurance, labor supply, and job mobility: a critical review of the literature". National Bureau of Economic Research in Cambridge, MA.

[41] Kedir, A. (2006), 'Is Weight Linked to a Wage Premium in a Developing country? Evidence from Quantile Regressions', mimeo, University of Nottingham, UK.

[42] Kenkel DS. Should you eat breakfast? Estimates from health production functions. Health Econ 1995; 4: 15–29.

[43] Koenker, R. 2005. Quantile Regression. New York: Cambridge University Press.

[44] Koenker, R., and G. Bassett. 1978. Regression quantiles. Econometrica, 46: 33-50.

[45] Luft,H.(1975), "The Impact of Poor Health on Earnings". Review of Economies and Statisties,43-47.

[46] Loh E.S. （1993）, "The Economic Effects of Physical Appearance. Social Science Quarterly". June(74)：420- 428.

[47] Lindeboom, M. (2006), Health and work of older workers. In: JONES, A. (ed.) The Elgar companion to health economics.

[48] Lixin Cai , Guyonne Kalb(2006), "Health status and labour force participation: evidence from Australia." Health Economics, 15: 241–261.

[49] Mete, Cem and T. Paul Schultz(2002), "Health and Labor Force

Participation of the Elderly in Taiwan". Yale University Economic Center, Center Discussion Paper, NO.846

[50] Mushkin S J. Health as an investment[J]. Journal of Political Economy, 1962,70(5):129-157

[51] Melissa A. Boyle, Joanna N. Lahey(2010), "Health Insurance and the Labor Supply Decisions of Older Workers: Evidence from the U.S. Department of Veterans Affairs", Journal of Public Economics,94,7-8,467-478

[52] Newhouse, J.et al.(1993),Free for All? Lessons from the RAND Health Insurance Experiment, Cambridge :Harvard University Press.

[53] Nguyen,B.T.A. (2007) Quantile regression decomposition of Urban and Rural inequality in Vietnam. Journal of Development Economics,(83):466-490.

[54] Parsons D O.(1977), "Health, family structure and labor supply". The American Economic Review,67(4):703-712.

[55] Parsons D O. (1980), "The decline of male labor force participation".The Journal of Political Economy,88(1):117-134.

[56] Parsons D.O. (1982), "The male labor force participation decision: health, reported health and economic incentives". Economica,49(193):81-91.

[57] Pelkowski, Jodi Messer, and Mark C. Berger (2004), "The impact of health on employment, wages, and hours worked over the life cycle." The Quarterly Review of Economics and

Finance,44,102-121.

[58] Pilar García-Gómez, A.Jones and R. Nigel.(2010),"Health Effects on Labor Market Exits and Entries,"Labor Economics,17(1),62-76.

[59] Pilar García-Gómez, "Institutions, health shocks and labor market outcomes across Europe" Journal of Health Economics,30(1),200-213.

[60] Riphahn, R. T. (1999), "Income and Employment Effects of Health Shocks a Test Case for the German Welfare State:. Journal of Population Economics, 12, 363-389.

[61] Rosenzweig, Mark R. and Wolpin, Kennethi. "Evaluating the Effects of Optimally Distributed Public Programs: Child Health and Family Planning Interventions," Amer. Econ. Rev.,JUN, 76(3), 470-482.

[62] Schultz, T. Paul and Tansel, Aysit.(1997), "Wage and Labor supply effects of illness in Cted'Ivoire and Ghana," J.Devel. Econ.,53(2),251-86.

[63] Schultz T P, Tansel A.(1997), "Wage and labor supply effects of illness in Coted'Ivoire and Ghana: instrumental variable estimates for days disabled", Journal of Development Economics,53:251-286.

[64] Schultz T P.(2001), "Productivity Benefits of Improving Health: Evidence from Low-income Countries." Economic Growth Center Discussion Paper, Yale University.

[65] Sen,A.(1999), Development and Freedom. New York: Alfred A. Knof.

[66] Spurr,G.. B.(1983), "Nutritional status and Physical work capacity." Yearbook of Physical Anthropology,26.1-35.

[67] Spurr, G.. B.(1988), "Body size, Physical work capacity and productivity in hard work: Is bigger better?" in John C. Waterlow.214-44.

[68]Stern S.(1989),"Measuring the effect of disability on labour force participation." J Hum Resour, 24(3):361–395.

[69] Stewart, Anita et al.(1978), "Conceptualization and measurement of health status for adults in the Health Insurance Study:Vol. Ⅱ .Physical health in terms of functioning," R-1987/2-HEW, RAND, Santa Monica, CA.

[70] Strauss, John. (1986). "Appendix: The Theory and Comparative Statics of Agricultural Household Models: A General Approach." In Inderjit J. Singh, Lyn Squire and John Strauss (eds.), Agricultural Household Models—Extensions, Applications and Policy. Baltimore: The Johns Hopkins University Press.

[71] Strauss, John. (1986), "Does better nutrition raise farm productivity?" J. Polit. Econ.,94(2).297-320

[72] Strauss, John et al.(1993), "Gender and Life-Cycle differentials in the Patterns and Determinants of adult health," J. Human Res.,28(4),791-837.

[73] Strauss,J.,Thomas,D.(1998), "Health, nutrition, and economic development." Journal of Economic Literature, 36(2),766-817.

[74] Thomas D, Strauss J. (1997), "Health and wages: Evidence on men

and women in urban Brazil". Journal of Econometrics,77:159-185.

[75] Waaler,H.,1984, Height, weight and mortality, Acta Medica Scandinavia. Supplement no. 679(Stockholm).

[76] Wagstaff, Adam(2007), "The economic consequences of health shocks: Evidence fr om Vietnam." Journal of Health Economics,26,82-100.

[77] Waterlow, John C. et al.(1988), "Linear growth retardation in less developed countries". Nestle nutrition workshop series Vol. 14, New York: Raven Press.

[78] Wolff, F. Ch.(2005). Disability and labour supply during economic tracsition: Evidence from Bulgaria, Labour, 19, 303-341.

[79]Y.J. Chou, Douglas Staiger (2001), "Health insurance and female labor supply in Taiwan". Journal of Health Economics,20: 187–211.

[80] Young T. J. and L.A.French. (1996),"Height and Perceived Competence of U.S. Presidents". Perceptual and Motor Skills. June(82):1002.

[81] Zucchelli,, E., Jones, A., Rice, N., and Harris, A.(2010), "The Effects of Health Shocks on Labour Market Exits: Evidence from the HILDA Survey", Australian Journal of Labour Economics, 13, 191-218.

[82] 奥多.w舒尔茨,著.人力资本投资—教育和研究的作用.北京:商务印书馆,1990年第1版

[83] 曹乾、杜雯雯,健康的就业效应与收入效应:基于Heckman模型的检验[J],经济问题探索.2010（1）

[84] 崔智敏、宁泽逵，健康、教育与农民外出就业行为研究—基于陕西省的调查 [J]，统计与信息论坛 .2010（6）

[85] 邓仕燕，健康、教育与我国农民收入的关系探讨 [J]，商业时代 .2009（36）

[86] 陈琳，生育保险、女性就业与儿童照料—基于中国微观数据的分析 [J]，经济学家 .2011（7）

[87] 陈在余，蒯旭光 .农村新型合作医疗与农民的医疗保障 [J]，中国人口科学 .2007（3）

[88] 封进、宋铮，中国农村医疗保障制度：一项基于异质性个体决策行为的理论研究 [J]，经济学（季刊）.2007（3）

[89] 封进、余央央，中国农村的收入差距与健康 [J]，经济研究 .2007（1）

[90] 高梦滔、姚洋，健康风险冲击对农户收入的影响 [J]，经济研究 .2005（12）

[91] 高文书，健康人力资本投资、身高与工资报酬—对 12 城市住户调查数据的实证研究 [J]，中国人口科学 .2009（3）

[92] 侯风云，农村外出劳动力收益与人力资本状况相关性研究 [J]，财经研究 .2004（4）

[93] 侯风云，中国农村人力资本收益率研究 [J]，财经研究 .2004（12）

[94] 李京文，著 .人力资本与经济发展 .北京师范大学出版社 .2000年第 1 版

[95] 李谷成、冯中朝、范丽霞，教育、健康与农民收入增长 [J]，中国农村经济 .2006（1）

[96] 刘生龙，健康对农村居民劳动力参与的影响 [J]，中国农村经

济.2008（8）

[97] 刘生龙,教育和经验对中国居民收入的影响—基于分位数回归和
　　　审查分位数回归的实证研究[J],数量经济技术经济研究.2008（4）

[98] 刘国恩等,中国的健康人力资本与收入增长[J],经济学季
　　　刊.2004（1）

[99] 农业部农业经济研究中心课题组:新型农村合作医疗和特困人
　　　口医疗救助相结合的制度建设[J],中国人口科学.2007（2）

[100] 苗艳青、张森,新型农村合作医疗制度实施效果:一个供需视
　　　角的分析[J],农业经济问题.2008（11）

[101] 田艳芳,中国中老年人的健康状况对劳动参与的影响[J],山西
　　　财经大学学报.2010（3）

[102] 解垩,健康对劳动力退出的影响[J],世界经济文汇.2011（1）

[103] 杨建芳、龚六堂、张庆华,人力资本的形成及其对经济增长的
　　　影响—个包含教育和健康投入的内生增长模型及其检验[J],管
　　　理世界.2006（5）

[104] 王兰芳、孟令杰、徐芳,新型农村合作医疗对农民影响的实证
　　　研究—以江苏的调查为例[J],农业经济问题.2007（7）

[105] 王一兵,健康的不确定性与预防性劳动力供给—来自中国农村
　　　地区的经验证据[J],财经研究.2009（4）

[106] 王一兵、张东辉,HT模型在健康人力资本对个人收入影响中
　　　的应用研究[J],统计与信息论坛.2008（8）

[107] 王引、尹志超,健康人力资本积累与农民收入增长[J],中国农
　　　村经济.2009（12）

[108] 王志刚、金京淑、许晓源,营养健康水平对农民工工资收入影

响的调查研究 [J], 人口　学刊 .2009（3）

[109] 魏众，健康对非农就业及其工资决定的影响 [J], 经济研究 .2004（2）

[110] 张车伟，营养、健康与效率——来自中国贫困农村的证据 [J]. 经济研究 ,2003（1）

[111] 尹庆双、王薇、王鹏，我国农村居民的收入与健康状况循环效应分析——基于 CHNS 数据的实证分析 [J]. 经济学家 .2011（11）

[112] 苑会娜，进城农民工的健康与收入——来自北京市农民工调查的证据 [J], 管理世界 .2009（5）

[113] 张泓骏、施晓霞，教育、经验和农民工的收入 [J], 世界经济文汇 .2006（1）

[114] 赵忠，我国农村人口的健康状况及影响因素 [J], 管理世界 .2006（3）朱熹、李子奈，农户借贷的经济影响：基 IVQR 模型的实证研究 [J], 系统工程理论与实践 .2007（2）